Livre de bord de la douleur

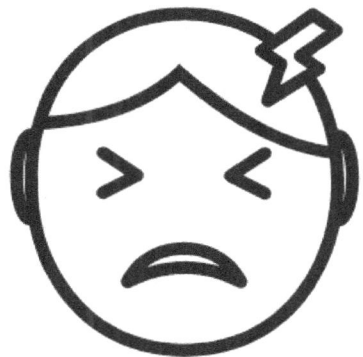

Ce livre fait partie de:

_____

_____

Ce livre de bord permet d'enregistrer les dates, l'énergie, l'activité, le sommeil, les niveaux/la zone de douleur, les repas et bien d'autres choses utiles.

Livre de bord de la douleur

Data :-	Lun	Mar	Mer	Jeu	Ven	Sam	Dim

Zone de douleur

Début	Fin

Durée

Emplacement du corps

Devant	Derrière
Gauche	Droite

Sévérité									
1	2	3	4	5	6	7	8	9	10

Début	Fin

Durée

Emplacement du corps

Devant	Derrière
Gauche	Droite

Sévérité									
1	2	3	4	5	6	7	8	9	10

Début	Fin

Durée

Emplacement du corps

Devant	Derrière
Gauche	Droite

Sévérité									
1	2	3	4	5	6	7	8	9	10

L'énergie
☆ ☆ ☆ ☆

Activité
☆ ☆ ☆ ☆

Sommeil
☆ ☆ ☆ ☆ ☆

Autres symptômes	Déclencheurs	Mesures d'aide

Commentaires

Livre de bord de la douleur

Data :-		Lun	Mar	Mer	Jeu	Ven	Sam	Dim

Zone de douleur

Début	Fin

Durée

Emplacement du corps

Devant	Derrière
Gauche	Droite

Sévérité
1	2	3	4	5	6	7	8	9	10

Début	Fin

Durée

Emplacement du corps

Devant	Derrière
Gauche	Droite

Sévérité
1	2	3	4	5	6	7	8	9	10

Début	Fin

Durée

Emplacement du corps

Devant	Derrière
Gauche	Droite

Sévérité
1	2	3	4	5	6	7	8	9	10

L'énergie
☆ ☆ ☆ ☆ ☆

Activité
☆ ☆ ☆ ☆ ☆

Sommeil
☆ ☆ ☆ ☆ ☆

Autres symptômes	Déclencheurs	Mesures d'aide

Commentaires

Livre de bord de la douleur

Data :-		Lun	Mar	Mer	Jeu	Ven	Sam	Dim

Zone de douleur

Début	Fin

Durée

Emplacement du corps	
Devant	Derrière
Gauche	Droite

Sévérité									
1	2	3	4	5	6	7	8	9	10

Début	Fin

Durée

Emplacement du corps	
Devant	Derrière
Gauche	Droite

Sévérité									
1	2	3	4	5	6	7	8	9	10

Début	Fin

Durée

Emplacement du corps	
Devant	Derrière
Gauche	Droite

Sévérité									
1	2	3	4	5	6	7	8	9	10

L'énergie
☆ ☆ ☆ ☆ ☆

Activité
☆ ☆ ☆ ☆ ☆

Sommeil
☆ ☆ ☆ ☆ ☆

Autres symptômes	Déclencheurs	Mesures d'aide

Commentaires

Livre de bord de la douleur

Data :-	Lun	Mar	Mer	Jeu	Ven	Sam	Dim

Zone de douleur

Début	Fin

Durée

Emplacement du corps

Devant	Derrière
Gauche	Droite

Sévérité									
1	2	3	4	5	6	7	8	9	10

Début	Fin

Durée

Emplacement du corps

Devant	Derrière
Gauche	Droite

Sévérité									
1	2	3	4	5	6	7	8	9	10

Début	Fin

Durée

Emplacement du corps

Devant	Derrière
Gauche	Droite

Sévérité									
1	2	3	4	5	6	7	8	9	10

L'énergie
☆ ☆ ☆ ☆ ☆

Activité
☆ ☆ ☆ ☆ ☆

Sommeil
☆ ☆ ☆ ☆ ☆

Autres symptômes	Déclencheurs	Mesures d'aide

Commentaires

Livre de bord de la douleur

Data :-		Lun	Mar	Mer	Jeu	Ven	Sam	Dim

Zone de douleur

Début	Fin	Emplacement du corps	
Durée		Devant	Derrière
		Gauche	Droite

Sévérité									
1	2	3	4	5	6	7	8	9	10

Début	Fin	Emplacement du corps	
Durée		Devant	Derrière
		Gauche	Droite

Sévérité									
1	2	3	4	5	6	7	8	9	10

Début	Fin	Emplacement du corps	
Durée		Devant	Derrière
		Gauche	Droite

Sévérité									
1	2	3	4	5	6	7	8	9	10

L'énergie
☆ ☆ ☆ ☆ ☆

Activité
☆ ☆ ☆ ☆ ☆

Sommeil
☆ ☆ ☆ ☆ ☆

Autres symptômes	Déclencheurs	Mesures d'aide

Commentaires

Livre de bord de la douleur

Data :-		Lun	Mar	Mer	Jeu	Ven	Sam	Dim

Zone de douleur

Début	Fin

Durée

Emplacement du corps

Devant	Derrière
Gauche	Droite

Sévérité									
1	2	3	4	5	6	7	8	9	10

Début	Fin

Durée

Emplacement du corps

Devant	Derrière
Gauche	Droite

Sévérité									
1	2	3	4	5	6	7	8	9	10

Début	Fin

Durée

Emplacement du corps

Devant	Derrière
Gauche	Droite

Sévérité									
1	2	3	4	5	6	7	8	9	10

L'énergie
☆ ☆ ☆ ☆ ☆

Activité
☆ ☆ ☆ ☆ ☆

Sommeil
☆ ☆ ☆ ☆ ☆

Autres symptômes	Déclencheurs	Mesures d'aide

Commentaires

Livre de bord de la douleur

Data :-		Lun	Mar	Mer	Jeu	Ven	Sam	Dim

Zone de douleur

Entrée 1

Début	Fin

Durée

Emplacement du corps	
Devant	Derrière
Gauche	Droite

Sévérité									
1	2	3	4	5	6	7	8	9	10

Entrée 2

Début	Fin

Durée

Emplacement du corps	
Devant	Derrière
Gauche	Droite

Sévérité									
1	2	3	4	5	6	7	8	9	10

Entrée 3

Début	Fin

Durée

Emplacement du corps	
Devant	Derrière
Gauche	Droite

Sévérité									
1	2	3	4	5	6	7	8	9	10

L'énergie
☆ ☆ ☆ ☆

Activité
☆ ☆ ☆ ☆

Sommeil
☆ ☆ ☆ ☆

Autres symptômes	Déclencheurs	Mesures d'aide

Commentaires

Livre de bord de la douleur

Data :-	Lun	Mar	Mer	Jeu	Ven	Sam	Dim

Zone de douleur

Début	Fin

Durée

Emplacement du corps

Devant	Derrière
Gauche	Droite

Sévérité									
1	2	3	4	5	6	7	8	9	10

Début	Fin

Durée

Emplacement du corps

Devant	Derrière
Gauche	Droite

Sévérité									
1	2	3	4	5	6	7	8	9	10

Début	Fin

Durée

Emplacement du corps

Devant	Derrière
Gauche	Droite

Sévérité									
1	2	3	4	5	6	7	8	9	10

L'énergie
☆ ☆ ☆ ☆ ☆

Activité
☆ ☆ ☆ ☆ ☆

Sommeil
☆ ☆ ☆ ☆ ☆

Autres symptômes	Déclencheurs	Mesures d'aide

Commentaires

Livre de bord de la douleur

Data :-		Lun	Mar	Mer	Jeu	Ven	Sam	Dim

Zone de douleur

Début	Fin

Durée

Emplacement du corps	
Devant	Derrière
Gauche	Droite

Sévérité									
1	2	3	4	5	6	7	8	9	10

Début	Fin

Durée

Emplacement du corps	
Devant	Derrière
Gauche	Droite

Sévérité									
1	2	3	4	5	6	7	8	9	10

Début	Fin

Durée

Emplacement du corps	
Devant	Derrière
Gauche	Droite

Sévérité									
1	2	3	4	5	6	7	8	9	10

L'énergie
☆ ☆ ☆ ☆ ☆

Activité
☆ ☆ ☆ ☆ ☆

Sommeil
☆ ☆ ☆ ☆ ☆

Autres symptômes	Déclencheurs	Mesures d'aide

Commentaires

Livre de bord de la douleur

Data :-		Lun	Mar	Mer	Jeu	Ven	Sam	Dim

Zone de douleur

Début	Fin		Emplacement du corps	
Durée			Devant	Derrière
			Gauche	Droite

Sévérité									
1	2	3	4	5	6	7	8	9	10

Début	Fin		Emplacement du corps	
Durée			Devant	Derrière
			Gauche	Droite

Sévérité									
1	2	3	4	5	6	7	8	9	10

Début	Fin		Emplacement du corps	
Durée			Devant	Derrière
			Gauche	Droite

Sévérité									
1	2	3	4	5	6	7	8	9	10

L'énergie
☆ ☆ ☆ ☆ ☆

Activité
☆ ☆ ☆ ☆ ☆

Sommeil
☆ ☆ ☆ ☆ ☆

Autres symptômes	Déclencheurs	Mesures d'aide

Commentaires

Livre de bord de la douleur

Data :-		Lun	Mar	Mer	Jeu	Ven	Sam	Dim

Zone de douleur

Début	Fin		Emplacement du corps	
Durée			Devant	Derrière
			Gauche	Droite

Sévérité									
1	2	3	4	5	6	7	8	9	10

Début	Fin		Emplacement du corps	
Durée			Devant	Derrière
			Gauche	Droite

Sévérité									
1	2	3	4	5	6	7	8	9	10

Début	Fin		Emplacement du corps	
Durée			Devant	Derrière
			Gauche	Droite

Sévérité									
1	2	3	4	5	6	7	8	9	10

L'énergie
☆ ☆ ☆ ☆ ☆

Activité
☆ ☆ ☆ ☆ ☆

Sommeil
☆ ☆ ☆ ☆ ☆

Autres symptômes	Déclencheurs	Mesures d'aide

Commentaires

Livre de bord de la douleur

Data :-	Lun	Mar	Mer	Jeu	Ven	Sam	Dim

Zone de douleur

Début	Fin

Durée

Emplacement du corps	
Devant	Derrière
Gauche	Droite

Sévérité									
1	2	3	4	5	6	7	8	9	10

Début	Fin

Durée

Emplacement du corps	
Devant	Derrière
Gauche	Droite

Sévérité									
1	2	3	4	5	6	7	8	9	10

Début	Fin

Durée

Emplacement du corps	
Devant	Derrière
Gauche	Droite

Sévérité									
1	2	3	4	5	6	7	8	9	10

L'énergie
☆ ☆ ☆ ☆ ☆

Activité
☆ ☆ ☆ ☆ ☆

Sommeil
☆ ☆ ☆ ☆ ☆

Autres symptômes	Déclencheurs	Mesures d'aide

Commentaires

Livre de bord de la douleur

Data :-	Lun	Mar	Mer	Jeu	Ven	Sam	Dim

Zone de douleur

Début	Fin
Durée	

Emplacement du corps	
Devant	Derrière
Gauche	Droite

Sévérité									
1	2	3	4	5	6	7	8	9	10

Début	Fin
Durée	

Emplacement du corps	
Devant	Derrière
Gauche	Droite

Sévérité									
1	2	3	4	5	6	7	8	9	10

Début	Fin
Durée	

Emplacement du corps	
Devant	Derrière
Gauche	Droite

Sévérité									
1	2	3	4	5	6	7	8	9	10

L'énergie
☆ ☆ ☆ ☆ ☆

Activité
☆ ☆ ☆ ☆ ☆

Sommeil
☆ ☆ ☆ ☆ ☆

Autres symptômes	Déclencheurs	Mesures d'aide

Commentaires

Livre de bord de la douleur

Data :-		Lun	Mar	Mer	Jeu	Ven	Sam	Dim

Zone de douleur

Début	Fin

Durée

Emplacement du corps

Devant	Derrière
Gauche	Droite

Sévérité									
1	2	3	4	5	6	7	8	9	10

Début	Fin

Durée

Emplacement du corps

Devant	Derrière
Gauche	Droite

Sévérité									
1	2	3	4	5	6	7	8	9	10

Début	Fin

Durée

Emplacement du corps

Devant	Derrière
Gauche	Droite

Sévérité									
1	2	3	4	5	6	7	8	9	10

L'énergie
☆ ☆ ☆ ☆ ☆

Activité
☆ ☆ ☆ ☆ ☆

Sommeil
☆ ☆ ☆ ☆ ☆

Autres symptômes	Déclencheurs	Mesures d'aide

Commentaires

Livre de bord de la douleur

Data :-		Lun	Mar	Mer	Jeu	Ven	Sam	Dim

Zone de douleur

Début	Fin

Durée

Emplacement du corps	
Devant	Derrière
Gauche	Droite

Sévérité									
1	2	3	4	5	6	7	8	9	10

Début	Fin

Durée

Emplacement du corps	
Devant	Derrière
Gauche	Droite

Sévérité									
1	2	3	4	5	6	7	8	9	10

Début	Fin

Durée

Emplacement du corps	
Devant	Derrière
Gauche	Droite

Sévérité									
1	2	3	4	5	6	7	8	9	10

L'énergie
☆ ☆ ☆ ☆ ☆

Activité
☆ ☆ ☆ ☆ ☆

Sommeil
☆ ☆ ☆ ☆ ☆

Autres symptômes	Déclencheurs	Mesures d'aide

Commentaires

Livre de bord de la douleur

Data :-		Lun	Mar	Mer	Jeu	Ven	Sam	Dim

Zone de douleur

Début	Fin		Emplacement du corps	
Durée			Devant	Derrière
			Gauche	Droite

Sévérité									
1	2	3	4	5	6	7	8	9	10

Début	Fin		Emplacement du corps	
Durée			Devant	Derrière
			Gauche	Droite

Sévérité									
1	2	3	4	5	6	7	8	9	10

Début	Fin		Emplacement du corps	
Durée			Devant	Derrière
			Gauche	Droite

Sévérité									
1	2	3	4	5	6	7	8	9	10

L'énergie
☆ ☆ ☆ ☆ ☆

Activité
☆ ☆ ☆ ☆ ☆

Sommeil
☆ ☆ ☆ ☆ ☆

Autres symptômes	Déclencheurs	Mesures d'aide

Commentaires

Livre de bord de la douleur

Data :-		Lun	Mar	Mer	Jeu	Ven	Sam	Dim

Zone de douleur

Premier épisode

Début	Fin

Durée

Emplacement du corps		
Devant		Derrière
Gauche		Droite

Sévérité										
1	2	3	4	5	6	7	8	9	10	

Deuxième épisode

Début	Fin

Durée

Emplacement du corps		
Devant		Derrière
Gauche		Droite

Sévérité										
1	2	3	4	5	6	7	8	9	10	

Troisième épisode

Début	Fin

Durée

Emplacement du corps		
Devant		Derrière
Gauche		Droite

Sévérité										
1	2	3	4	5	6	7	8	9	10	

L'énergie
☆ ☆ ☆ ☆ ☆

Activité
☆ ☆ ☆ ☆ ☆

Sommeil
☆ ☆ ☆ ☆ ☆

Autres symptômes	Déclencheurs	Mesures d'aide

Commentaires

Livre de bord de la douleur

Data :-		Lun	Mar	Mer	Jeu	Ven	Sam	Dim

Zone de douleur

Début	Fin

Durée

Emplacement du corps

Devant	Derrière
Gauche	Droite

Sévérité									
1	2	3	4	5	6	7	8	9	10

Début	Fin

Durée

Emplacement du corps

Devant	Derrière
Gauche	Droite

Sévérité									
1	2	3	4	5	6	7	8	9	10

Début	Fin

Durée

Emplacement du corps

Devant	Derrière
Gauche	Droite

Sévérité									
1	2	3	4	5	6	7	8	9	10

L'énergie
☆ ☆ ☆ ☆ ☆

Activité
☆ ☆ ☆ ☆ ☆

Sommeil
☆ ☆ ☆ ☆ ☆

Autres symptômes	Déclencheurs	Mesures d'aide

Commentaires

Livre de bord de la douleur

Data :-		Lun	Mar	Mer	Jeu	Ven	Sam	Dim

Zone de douleur

Début	Fin
Durée	

Emplacement du corps	
Devant	Derrière
Gauche	Droite

Sévérité									
1	2	3	4	5	6	7	8	9	10

Début	Fin
Durée	

Emplacement du corps	
Devant	Derrière
Gauche	Droite

Sévérité									
1	2	3	4	5	6	7	8	9	10

Début	Fin
Durée	

Emplacement du corps	
Devant	Derrière
Gauche	Droite

Sévérité									
1	2	3	4	5	6	7	8	9	10

L'énergie
☆ ☆ ☆ ☆

Activité
☆ ☆ ☆ ☆

Sommeil
☆ ☆ ☆ ☆

Autres symptômes	Déclencheurs	Mesures d'aide

Commentaires

Livre de bord de la douleur

Data :-		Lun	Mar	Mer	Jeu	Ven	Sam	Dim

Zone de douleur

Début	Fin

Durée

Emplacement du corps

Devant	Derrière
Gauche	Droite

Sévérité									
1	2	3	4	5	6	7	8	9	10

Début	Fin

Durée

Emplacement du corps

Devant	Derrière
Gauche	Droite

Sévérité									
1	2	3	4	5	6	7	8	9	10

Début	Fin

Durée

Emplacement du corps

Devant	Derrière
Gauche	Droite

Sévérité									
1	2	3	4	5	6	7	8	9	10

L'énergie
☆ ☆ ☆ ☆ ☆

Activité
☆ ☆ ☆ ☆ ☆

Sommeil
☆ ☆ ☆ ☆ ☆

Autres symptômes	Déclencheurs	Mesures d'aide

Commentaires

Livre de bord de la douleur

Data :-		Lun	Mar	Mer	Jeu	Ven	Sam	Dim

Zone de douleur

Début	Fin		Emplacement du corps	
Durée			Devant	Derrière
			Gauche	Droite

Sévérité									
1	2	3	4	5	6	7	8	9	10

Début	Fin		Emplacement du corps	
Durée			Devant	Derrière
			Gauche	Droite

Sévérité									
1	2	3	4	5	6	7	8	9	10

Début	Fin		Emplacement du corps	
Durée			Devant	Derrière
			Gauche	Droite

Sévérité									
1	2	3	4	5	6	7	8	9	10

L'énergie
☆ ☆ ☆ ☆ ☆

Activité
☆ ☆ ☆ ☆ ☆

Sommeil
☆ ☆ ☆ ☆ ☆

Autres symptômes	Déclencheurs	Mesures d'aide

Commentaires

Livre de bord de la douleur

Data :-		Lun	Mar	Mer	Jeu	Ven	Sam	Dim

Zone de douleur

Épisode 1

Début	Fin

Durée

Emplacement du corps	
Devant	Derrière
Gauche	Droite

Sévérité									
1	2	3	4	5	6	7	8	9	10

Épisode 2

Début	Fin

Durée

Emplacement du corps	
Devant	Derrière
Gauche	Droite

Sévérité									
1	2	3	4	5	6	7	8	9	10

Épisode 3

Début	Fin

Durée

Emplacement du corps	
Devant	Derrière
Gauche	Droite

Sévérité									
1	2	3	4	5	6	7	8	9	10

L'énergie
☆ ☆ ☆ ☆ ☆

Activité
☆ ☆ ☆ ☆ ☆

Sommeil
☆ ☆ ☆ ☆ ☆

Autres symptômes	Déclencheurs	Mesures d'aide

Commentaires

Livre de bord de la douleur

Data :-		Lun	Mar	Mer	Jeu	Ven	Sam	Dim

Zone de douleur

Début	Fin

Durée

Emplacement du corps

Devant	Derrière
Gauche	Droite

Sévérité									
1	2	3	4	5	6	7	8	9	10

Début	Fin

Durée

Emplacement du corps

Devant	Derrière
Gauche	Droite

Sévérité									
1	2	3	4	5	6	7	8	9	10

Début	Fin

Durée

Emplacement du corps

Devant	Derrière
Gauche	Droite

Sévérité									
1	2	3	4	5	6	7	8	9	10

L'énergie
☆ ☆ ☆ ☆ ☆

Activité
☆ ☆ ☆ ☆ ☆

Sommeil
☆ ☆ ☆ ☆ ☆

Autres symptômes	Déclencheurs	Mesures d'aide

Commentaires

Livre de bord de la douleur

Data :-		Lun	Mar	Mer	Jeu	Ven	Sam	Dim

Zone de douleur

Début	Fin		Emplacement du corps	
Durée			Devant	Derrière
			Gauche	Droite

Sévérité									
1	2	3	4	5	6	7	8	9	10

Début	Fin		Emplacement du corps	
Durée			Devant	Derrière
			Gauche	Droite

Sévérité									
1	2	3	4	5	6	7	8	9	10

Début	Fin		Emplacement du corps	
Durée			Devant	Derrière
			Gauche	Droite

Sévérité									
1	2	3	4	5	6	7	8	9	10

L'énergie
☆ ☆ ☆ ☆ ☆

Activité
☆ ☆ ☆ ☆ ☆

Sommeil
☆ ☆ ☆ ☆ ☆

Autres symptômes	Déclencheurs	Mesures d'aide

Commentaires

Livre de bord de la douleur

Data :- | Lun | Mar | Mer | Jeu | Ven | Sam | Dim |

Zone de douleur

Début	Fin
Durée	

Emplacement du corps	
Devant	Derrière
Gauche	Droite

Sévérité									
1	2	3	4	5	6	7	8	9	10

Début	Fin
Durée	

Emplacement du corps	
Devant	Derrière
Gauche	Droite

Sévérité									
1	2	3	4	5	6	7	8	9	10

Début	Fin
Durée	

Emplacement du corps	
Devant	Derrière
Gauche	Droite

Sévérité									
1	2	3	4	5	6	7	8	9	10

L'énergie
☆ ☆ ☆ ☆

Activité
☆ ☆ ☆ ☆

Sommeil
☆ ☆ ☆ ☆

Autres symptômes	Déclencheurs	Mesures d'aide

Commentaires

Livre de bord de la douleur

Data :-		Lun	Mar	Mer	Jeu	Ven	Sam	Dim

Zone de douleur

Début	Fin

Durée

Emplacement du corps

Devant	Derrière
Gauche	Droite

Sévérité									
1	2	3	4	5	6	7	8	9	10

Début	Fin

Durée

Emplacement du corps

Devant	Derrière
Gauche	Droite

Sévérité									
1	2	3	4	5	6	7	8	9	10

Début	Fin

Durée

Emplacement du corps

Devant	Derrière
Gauche	Droite

Sévérité									
1	2	3	4	5	6	7	8	9	10

L'énergie
☆ ☆ ☆ ☆ ☆

Activité
☆ ☆ ☆ ☆ ☆

Sommeil
☆ ☆ ☆ ☆ ☆

Autres symptômes	Déclencheurs	Mesures d'aide

Commentaires

Livre de bord de la douleur

Data :-		Lun	Mar	Mer	Jeu	Ven	Sam	Dim

Zone de douleur

Début	Fin	Emplacement du corps	
Durée		Devant	Derrière
		Gauche	Droite

Sévérité									
1	2	3	4	5	6	7	8	9	10

Début	Fin	Emplacement du corps	
Durée		Devant	Derrière
		Gauche	Droite

Sévérité									
1	2	3	4	5	6	7	8	9	10

Début	Fin	Emplacement du corps	
Durée		Devant	Derrière
		Gauche	Droite

Sévérité									
1	2	3	4	5	6	7	8	9	10

L'énergie
☆ ☆ ☆ ☆ ☆

Activité
☆ ☆ ☆ ☆ ☆

Sommeil
☆ ☆ ☆ ☆ ☆

Autres symptômes	Déclencheurs	Mesures d'aide

Commentaires

Livre de bord de la douleur

Data :-		Lun	Mar	Mer	Jeu	Ven	Sam	Dim

Zone de douleur

Début	Fin

Durée

Emplacement du corps

Devant	Derrière
Gauche	Droite

Sévérité									
1	2	3	4	5	6	7	8	9	10

Début	Fin

Durée

Emplacement du corps

Devant	Derrière
Gauche	Droite

Sévérité									
1	2	3	4	5	6	7	8	9	10

Début	Fin

Durée

Emplacement du corps

Devant	Derrière
Gauche	Droite

Sévérité									
1	2	3	4	5	6	7	8	9	10

L'énergie
☆ ☆ ☆ ☆ ☆

Activité
☆ ☆ ☆ ☆ ☆

Sommeil
☆ ☆ ☆ ☆ ☆

Autres symptômes	Déclencheurs	Mesures d'aide

Commentaires

Livre de bord de la douleur

Data :-		Lun	Mar	Mer	Jeu	Ven	Sam	Dim

Zone de douleur

Début	Fin

Durée

Emplacement du corps	
Devant	Derrière
Gauche	Droite

Sévérité									
1	2	3	4	5	6	7	8	9	10

Début	Fin

Durée

Emplacement du corps	
Devant	Derrière
Gauche	Droite

Sévérité									
1	2	3	4	5	6	7	8	9	10

Début	Fin

Durée

Emplacement du corps	
Devant	Derrière
Gauche	Droite

Sévérité									
1	2	3	4	5	6	7	8	9	10

L'énergie
☆ ☆ ☆ ☆ ☆

Activité
☆ ☆ ☆ ☆ ☆

Sommeil
☆ ☆ ☆ ☆ ☆

Autres symptômes	Déclencheurs	Mesures d'aide

Commentaires

Livre de bord de la douleur

Data :-		Lun	Mar	Mer	Jeu	Ven	Sam	Dim

Zone de douleur

Début	Fin

Durée

Emplacement du corps

Devant	Derrière
Gauche	Droite

Sévérité

1	2	3	4	5	6	7	8	9	10

Début	Fin

Durée

Emplacement du corps

Devant	Derrière
Gauche	Droite

Sévérité

1	2	3	4	5	6	7	8	9	10

Début	Fin

Durée

Emplacement du corps

Devant	Derrière
Gauche	Droite

Sévérité

1	2	3	4	5	6	7	8	9	10

L'énergie
☆ ☆ ☆ ☆ ☆

Activité
☆ ☆ ☆ ☆ ☆

Sommeil
☆ ☆ ☆ ☆ ☆

Autres symptômes	Déclencheurs	Mesures d'aide

Commentaires

Livre de bord de la douleur

Data :-		Lun	Mar	Mer	Jeu	Ven	Sam	Dim

Zone de douleur

Début	Fin		Emplacement du corps	
Durée			Devant	Derrière
			Gauche	Droite

Sévérité									
1	2	3	4	5	6	7	8	9	10

Début	Fin		Emplacement du corps	
Durée			Devant	Derrière
			Gauche	Droite

Sévérité									
1	2	3	4	5	6	7	8	9	10

Début	Fin		Emplacement du corps	
Durée			Devant	Derrière
			Gauche	Droite

Sévérité									
1	2	3	4	5	6	7	8	9	10

L'énergie
☆ ☆ ☆ ☆

Activité
☆ ☆ ☆ ☆

Sommeil
☆ ☆ ☆ ☆

Autres symptômes	Déclencheurs	Mesures d'aide

Commentaires

Livre de bord de la douleur

Data :-		Lun	Mar	Mer	Jeu	Ven	Sam	Dim

Zone de douleur

Début	Fin

Durée

Emplacement du corps

Devant	Derrière
Gauche	Droite

Sévérité									
1	2	3	4	5	6	7	8	9	10

Début	Fin

Durée

Emplacement du corps

Devant	Derrière
Gauche	Droite

Sévérité									
1	2	3	4	5	6	7	8	9	10

Début	Fin

Durée

Emplacement du corps

Devant	Derrière
Gauche	Droite

Sévérité									
1	2	3	4	5	6	7	8	9	10

L'énergie
☆ ☆ ☆ ☆ ☆

Activité
☆ ☆ ☆ ☆ ☆

Sommeil
☆ ☆ ☆ ☆ ☆

Autres symptômes	Déclencheurs	Mesures d'aide

Commentaires

Livre de bord de la douleur

Data :-		Lun	Mar	Mer	Jeu	Ven	Sam	Dim

Zone de douleur

Début	Fin		Emplacement du corps	
Durée			Devant	Derrière
			Gauche	Droite

Sévérité									
1	2	3	4	5	6	7	8	9	10

Début	Fin		Emplacement du corps	
Durée			Devant	Derrière
			Gauche	Droite

Sévérité									
1	2	3	4	5	6	7	8	9	10

Début	Fin		Emplacement du corps	
Durée			Devant	Derrière
			Gauche	Droite

Sévérité									
1	2	3	4	5	6	7	8	9	10

L'énergie
☆ ☆ ☆ ☆ ☆

Activité
☆ ☆ ☆ ☆ ☆

Sommeil
☆ ☆ ☆ ☆ ☆

Autres symptômes	Déclencheurs	Mesures d'aide

Commentaires

Livre de bord de la douleur

Data :-	Lun	Mar	Mer	Jeu	Ven	Sam	Dim

Zone de douleur

Début	Fin

Durée

Emplacement du corps

Devant	Derrière
Gauche	Droite

Sévérité
1	2	3	4	5	6	7	8	9	10

Début	Fin

Durée

Emplacement du corps

Devant	Derrière
Gauche	Droite

Sévérité
1	2	3	4	5	6	7	8	9	10

Début	Fin

Durée

Emplacement du corps

Devant	Derrière
Gauche	Droite

Sévérité
1	2	3	4	5	6	7	8	9	10

L'énergie
☆ ☆ ☆ ☆ ☆

Activité
☆ ☆ ☆ ☆ ☆

Sommeil
☆ ☆ ☆ ☆ ☆

Autres symptômes	Déclencheurs	Mesures d'aide

Commentaires

Livre de bord de la douleur

Data :-	Lun	Mar	Mer	Jeu	Ven	Sam	Dim

Zone de douleur

Début	Fin	Emplacement du corps	
Durée		Devant	Derrière
		Gauche	Droite

Sévérité									
1	2	3	4	5	6	7	8	9	10

Début	Fin	Emplacement du corps	
Durée		Devant	Derrière
		Gauche	Droite

Sévérité									
1	2	3	4	5	6	7	8	9	10

Début	Fin	Emplacement du corps	
Durée		Devant	Derrière
		Gauche	Droite

Sévérité									
1	2	3	4	5	6	7	8	9	10

L'énergie
☆ ☆ ☆ ☆ ☆

Activité
☆ ☆ ☆ ☆ ☆

Sommeil
☆ ☆ ☆ ☆ ☆

Autres symptômes	Déclencheurs	Mesures d'aide

Commentaires

Livre de bord de la douleur

Data :-		Lun	Mar	Mer	Jeu	Ven	Sam	Dim

Zone de douleur

Début	Fin

Durée

Emplacement du corps	
Devant	Derrière
Gauche	Droite

Sévérité									
1	2	3	4	5	6	7	8	9	10

Début	Fin

Durée

Emplacement du corps	
Devant	Derrière
Gauche	Droite

Sévérité									
1	2	3	4	5	6	7	8	9	10

Début	Fin

Durée

Emplacement du corps	
Devant	Derrière
Gauche	Droite

Sévérité									
1	2	3	4	5	6	7	8	9	10

L'énergie
☆ ☆ ☆ ☆ ☆

Activité
☆ ☆ ☆ ☆ ☆

Sommeil
☆ ☆ ☆ ☆ ☆

Autres symptômes	Déclencheurs	Mesures d'aide

Commentaires

Livre de bord de la douleur

Data :-		Lun	Mar	Mer	Jeu	Ven	Sam	Dim

Zone de douleur

Début	Fin
Durée	

Emplacement du corps	
Devant	Derrière
Gauche	Droite

Sévérité									
1	2	3	4	5	6	7	8	9	10

Début	Fin
Durée	

Emplacement du corps	
Devant	Derrière
Gauche	Droite

Sévérité									
1	2	3	4	5	6	7	8	9	10

Début	Fin
Durée	

Emplacement du corps	
Devant	Derrière
Gauche	Droite

Sévérité									
1	2	3	4	5	6	7	8	9	10

L'énergie
☆ ☆ ☆ ☆

Activité
☆ ☆ ☆ ☆

Sommeil
☆ ☆ ☆ ☆

Autres symptômes	Déclencheurs	Mesures d'aide

Commentaires

Livre de bord de la douleur

Data :-		Lun	Mar	Mer	Jeu	Ven	Sam	Dim

Zone de douleur

Début	Fin		Emplacement du corps	
Durée			Devant	Derrière
			Gauche	Droite

Sévérité									
1	2	3	4	5	6	7	8	9	10

Début	Fin		Emplacement du corps	
Durée			Devant	Derrière
			Gauche	Droite

Sévérité									
1	2	3	4	5	6	7	8	9	10

Début	Fin		Emplacement du corps	
Durée			Devant	Derrière
			Gauche	Droite

Sévérité									
1	2	3	4	5	6	7	8	9	10

L'énergie
☆ ☆ ☆ ☆ ☆

Activité
☆ ☆ ☆ ☆ ☆

Sommeil
☆ ☆ ☆ ☆ ☆

Autres symptômes	Déclencheurs	Mesures d'aide

Commentaires

Livre de bord de la douleur

Data :-		Lun	Mar	Mer	Jeu	Ven	Sam	Dim

Zone de douleur

Début	Fin	Emplacement du corps	
Durée		Devant	Derrière
		Gauche	Droite

Sévérité									
1	2	3	4	5	6	7	8	9	10

Début	Fin	Emplacement du corps	
Durée		Devant	Derrière
		Gauche	Droite

Sévérité									
1	2	3	4	5	6	7	8	9	10

Début	Fin	Emplacement du corps	
Durée		Devant	Derrière
		Gauche	Droite

Sévérité									
1	2	3	4	5	6	7	8	9	10

L'énergie
☆ ☆ ☆ ☆ ☆

Activité
☆ ☆ ☆ ☆ ☆

Sommeil
☆ ☆ ☆ ☆ ☆

Autres symptômes	Déclencheurs	Mesures d'aide

Commentaires

Livre de bord de la douleur

Data :-		Lun	Mar	Mer	Jeu	Ven	Sam	Dim

Zone de douleur

Début	Fin

Durée

Emplacement du corps

Devant	Derrière
Gauche	Droite

Sévérité
1	2	3	4	5	6	7	8	9	10

Début	Fin

Durée

Emplacement du corps

Devant	Derrière
Gauche	Droite

Sévérité
1	2	3	4	5	6	7	8	9	10

Début	Fin

Durée

Emplacement du corps

Devant	Derrière
Gauche	Droite

Sévérité
1	2	3	4	5	6	7	8	9	10

L'énergie
☆ ☆ ☆ ☆ ☆

Activité
☆ ☆ ☆ ☆ ☆

Sommeil
☆ ☆ ☆ ☆ ☆

Autres symptômes	Déclencheurs	Mesures d'aide

Commentaires

Livre de bord de la douleur

Data :-		Lun	Mar	Mer	Jeu	Ven	Sam	Dim

Zone de douleur

Début	Fin		Emplacement du corps	
Durée			Devant	Derrière
			Gauche	Droite

Sévérité									
1	2	3	4	5	6	7	8	9	10

Début	Fin		Emplacement du corps	
Durée			Devant	Derrière
			Gauche	Droite

Sévérité									
1	2	3	4	5	6	7	8	9	10

Début	Fin		Emplacement du corps	
Durée			Devant	Derrière
			Gauche	Droite

Sévérité									
1	2	3	4	5	6	7	8	9	10

L'énergie
☆ ☆ ☆ ☆ ☆

Activité
☆ ☆ ☆ ☆ ☆

Sommeil
☆ ☆ ☆ ☆ ☆

Autres symptômes	Déclencheurs	Mesures d'aide

Commentaires

Livre de bord de la douleur

Data :-		Lun	Mar	Mer	Jeu	Ven	Sam	Dim

Zone de douleur

Début	Fin	Emplacement du corps	
Durée		Devant	Derrière
		Gauche	Droite

Sévérité									
1	2	3	4	5	6	7	8	9	10

Début	Fin	Emplacement du corps	
Durée		Devant	Derrière
		Gauche	Droite

Sévérité									
1	2	3	4	5	6	7	8	9	10

Début	Fin	Emplacement du corps	
Durée		Devant	Derrière
		Gauche	Droite

Sévérité									
1	2	3	4	5	6	7	8	9	10

L'énergie
☆ ☆ ☆ ☆ ☆

Activité
☆ ☆ ☆ ☆ ☆

Sommeil
☆ ☆ ☆ ☆ ☆

Autres symptômes	Déclencheurs	Mesures d'aide

Commentaires

Livre de bord de la douleur

Data :-		Lun	Mar	Mer	Jeu	Ven	Sam	Dim

Zone de douleur

Début	Fin
Durée	

Emplacement du corps	
Devant	Derrière
Gauche	Droite

Sévérité										
1	2	3	4	5	6	7	8	9	10	

Début	Fin
Durée	

Emplacement du corps	
Devant	Derrière
Gauche	Droite

Sévérité										
1	2	3	4	5	6	7	8	9	10	

L'énergie
☆ ☆ ☆ ☆

Activité
☆ ☆ ☆ ☆

Sommeil
☆ ☆ ☆ ☆ ☆

Début	Fin
Durée	

Emplacement du corps	
Devant	Derrière
Gauche	Droite

Sévérité										
1	2	3	4	5	6	7	8	9	10	

Autres symptômes	Déclencheurs	Mesures d'aide

Commentaires

Livre de bord de la douleur

Data :-		Lun	Mar	Mer	Jeu	Ven	Sam	Dim

Zone de douleur

Début	Fin

Durée

Emplacement du corps

Devant	Derrière
Gauche	Droite

Sévérité									
1	2	3	4	5	6	7	8	9	10

Début	Fin

Durée

Emplacement du corps

Devant	Derrière
Gauche	Droite

Sévérité									
1	2	3	4	5	6	7	8	9	10

Début	Fin

Durée

Emplacement du corps

Devant	Derrière
Gauche	Droite

Sévérité									
1	2	3	4	5	6	7	8	9	10

L'énergie
☆ ☆ ☆ ☆ ☆

Activité
☆ ☆ ☆ ☆ ☆

Sommeil
☆ ☆ ☆ ☆ ☆

Autres symptômes	Déclencheurs	Mesures d'aide

Commentaires

Livre de bord de la douleur

Data :-		Lun	Mar	Mer	Jeu	Ven	Sam	Dim

Zone de douleur

Début	Fin

Durée

Emplacement du corps

Devant	Derrière
Gauche	Droite

Sévérité									
1	2	3	4	5	6	7	8	9	10

Début	Fin

Durée

Emplacement du corps

Devant	Derrière
Gauche	Droite

Sévérité									
1	2	3	4	5	6	7	8	9	10

Début	Fin

Durée

Emplacement du corps

Devant	Derrière
Gauche	Droite

Sévérité									
1	2	3	4	5	6	7	8	9	10

L'énergie
☆ ☆ ☆ ☆

Activité
☆ ☆ ☆ ☆

Sommeil
☆ ☆ ☆ ☆

Autres symptômes	Déclencheurs	Mesures d'aide

Commentaires

Livre de bord de la douleur

Data :-		Lun	Mar	Mer	Jeu	Ven	Sam	Dim

Zone de douleur

Début	Fin

Durée

Emplacement du corps

Devant	Derrière
Gauche	Droite

Sévérité									
1	2	3	4	5	6	7	8	9	10

Début	Fin

Durée

Emplacement du corps

Devant	Derrière
Gauche	Droite

Sévérité									
1	2	3	4	5	6	7	8	9	10

Début	Fin

Durée

Emplacement du corps

Devant	Derrière
Gauche	Droite

Sévérité									
1	2	3	4	5	6	7	8	9	10

L'énergie
☆ ☆ ☆ ☆ ☆

Activité
☆ ☆ ☆ ☆ ☆

Sommeil
☆ ☆ ☆ ☆ ☆

Autres symptômes	Déclencheurs	Mesures d'aide

Commentaires

Livre de bord de la douleur

Data :-		Lun	Mar	Mer	Jeu	Ven	Sam	Dim

Zone de douleur

Début	Fin		Emplacement du corps	
Durée			Devant	Derrière
			Gauche	Droite

Sévérité									
1	2	3	4	5	6	7	8	9	10

Début	Fin		Emplacement du corps	
Durée			Devant	Derrière
			Gauche	Droite

Sévérité									
1	2	3	4	5	6	7	8	9	10

L'énergie
☆ ☆ ☆ ☆ ☆

Activité
☆ ☆ ☆ ☆ ☆

Sommeil
☆ ☆ ☆ ☆ ☆

Début	Fin		Emplacement du corps	
Durée			Devant	Derrière
			Gauche	Droite

Sévérité									
1	2	3	4	5	6	7	8	9	10

Autres symptômes	Déclencheurs	Mesures d'aide

Commentaires

Livre de bord de la douleur

Data :-	Lun	Mar	Mer	Jeu	Ven	Sam	Dim

Zone de douleur

Début	Fin

Durée

Emplacement du corps	
Devant	Derrière
Gauche	Droite

Sévérité									
1	2	3	4	5	6	7	8	9	10

Début	Fin

Durée

Emplacement du corps	
Devant	Derrière
Gauche	Droite

Sévérité									
1	2	3	4	5	6	7	8	9	10

Début	Fin

Durée

Emplacement du corps	
Devant	Derrière
Gauche	Droite

Sévérité									
1	2	3	4	5	6	7	8	9	10

L'énergie
☆ ☆ ☆ ☆ ☆

Activité
☆ ☆ ☆ ☆ ☆

Sommeil
☆ ☆ ☆ ☆ ☆

Autres symptômes	Déclencheurs	Mesures d'aide

Commentaires

Livre de bord de la douleur

Data :-		Lun	Mar	Mer	Jeu	Ven	Sam	Dim

Zone de douleur

Entrée 1

Début	Fin
Durée	

Emplacement du corps	
Devant	Derrière
Gauche	Droite

Sévérité									
1	2	3	4	5	6	7	8	9	10

Entrée 2

Début	Fin
Durée	

Emplacement du corps	
Devant	Derrière
Gauche	Droite

Sévérité									
1	2	3	4	5	6	7	8	9	10

Entrée 3

Début	Fin
Durée	

Emplacement du corps	
Devant	Derrière
Gauche	Droite

Sévérité									
1	2	3	4	5	6	7	8	9	10

L'énergie
☆ ☆ ☆ ☆

Activité
☆ ☆ ☆ ☆

Sommeil
☆ ☆ ☆ ☆ ☆

Autres symptômes	Déclencheurs	Mesures d'aide

Commentaires

Livre de bord de la douleur

Data :-		Lun	Mar	Mer	Jeu	Ven	Sam	Dim

Zone de douleur

Début	Fin

Emplacement du corps	
Devant	Derrière
Gauche	Droite

Durée

Sévérité									
1	2	3	4	5	6	7	8	9	10

Début	Fin

Emplacement du corps	
Devant	Derrière
Gauche	Droite

Durée

Sévérité									
1	2	3	4	5	6	7	8	9	10

Début	Fin

Emplacement du corps	
Devant	Derrière
Gauche	Droite

Durée

Sévérité									
1	2	3	4	5	6	7	8	9	10

L'énergie
☆ ☆ ☆ ☆ ☆

Activité
☆ ☆ ☆ ☆ ☆

Sommeil
☆ ☆ ☆ ☆ ☆

Autres symptômes	Déclencheurs	Mesures d'aide

Commentaires

Livre de bord de la douleur

Data :-		Lun	Mar	Mer	Jeu	Ven	Sam	Dim

Zone de douleur

Début	Fin		Emplacement du corps	
Durée			Devant	Derrière
			Gauche	Droite

Sévérité									
1	2	3	4	5	6	7	8	9	10

Début	Fin		Emplacement du corps	
Durée			Devant	Derrière
			Gauche	Droite

Sévérité									
1	2	3	4	5	6	7	8	9	10

Début	Fin		Emplacement du corps	
Durée			Devant	Derrière
			Gauche	Droite

Sévérité									
1	2	3	4	5	6	7	8	9	10

L'énergie
☆ ☆ ☆ ☆ ☆

Activité
☆ ☆ ☆ ☆ ☆

Sommeil
☆ ☆ ☆ ☆ ☆

Autres symptômes	Déclencheurs	Mesures d'aide

Commentaires

Livre de bord de la douleur

Data :-		Lun	Mar	Mer	Jeu	Ven	Sam	Dim

Zone de douleur

Début	Fin		Emplacement du corps	
Durée			Devant	Derrière
			Gauche	Droite

Sévérité									
1	2	3	4	5	6	7	8	9	10

Début	Fin		Emplacement du corps	
Durée			Devant	Derrière
			Gauche	Droite

Sévérité									
1	2	3	4	5	6	7	8	9	10

Début	Fin		Emplacement du corps	
Durée			Devant	Derrière
			Gauche	Droite

Sévérité									
1	2	3	4	5	6	7	8	9	10

L'énergie
☆ ☆ ☆ ☆ ☆

Activité
☆ ☆ ☆ ☆ ☆

Sommeil
☆ ☆ ☆ ☆ ☆

Autres symptômes	Déclencheurs	Mesures d'aide

Commentaires

Livre de bord de la douleur

Data :-		Lun	Mar	Mer	Jeu	Ven	Sam	Dim

Zone de douleur

Début	Fin

Durée

Emplacement du corps	
Devant	Derrière
Gauche	Droite

Sévérité									
1	2	3	4	5	6	7	8	9	10

Début	Fin

Durée

Emplacement du corps	
Devant	Derrière
Gauche	Droite

Sévérité									
1	2	3	4	5	6	7	8	9	10

Début	Fin

Durée

Emplacement du corps	
Devant	Derrière
Gauche	Droite

Sévérité									
1	2	3	4	5	6	7	8	9	10

L'énergie
☆ ☆ ☆ ☆ ☆

Activité
☆ ☆ ☆ ☆ ☆

Sommeil
☆ ☆ ☆ ☆ ☆

Autres symptômes	Déclencheurs	Mesures d'aide

Commentaires

Livre de bord de la douleur

Data :-	Lun	Mar	Mer	Jeu	Ven	Sam	Dim

Zone de douleur

Début	Fin

Durée

Emplacement du corps	
Devant	Derrière
Gauche	Droite

Sévérité									
1	2	3	4	5	6	7	8	9	10

Début	Fin

Durée

Emplacement du corps	
Devant	Derrière
Gauche	Droite

Sévérité									
1	2	3	4	5	6	7	8	9	10

Début	Fin

Durée

Emplacement du corps	
Devant	Derrière
Gauche	Droite

Sévérité									
1	2	3	4	5	6	7	8	9	10

L'énergie
☆ ☆ ☆ ☆ ☆

Activité
☆ ☆ ☆ ☆ ☆

Sommeil
☆ ☆ ☆ ☆ ☆

Autres symptômes	Déclencheurs	Mesures d'aide

Commentaires

Livre de bord de la douleur

| Data :- | | Lun | Mar | Mer | Jeu | Ven | Sam | Dim |

Zone de douleur

Début	Fin		Emplacement du corps	
Durée			Devant	Derrière
			Gauche	Droite

Sévérité									
1	2	3	4	5	6	7	8	9	10

Début	Fin		Emplacement du corps	
Durée			Devant	Derrière
			Gauche	Droite

Sévérité									
1	2	3	4	5	6	7	8	9	10

Début	Fin		Emplacement du corps	
Durée			Devant	Derrière
			Gauche	Droite

Sévérité									
1	2	3	4	5	6	7	8	9	10

L'énergie
☆ ☆ ☆ ☆

Activité
☆ ☆ ☆ ☆

Sommeil
☆ ☆ ☆ ☆

Autres symptômes	Déclencheurs	Mesures d'aide

Commentaires

Livre de bord de la douleur

Data :-		Lun	Mar	Mer	Jeu	Ven	Sam	Dim

Zone de douleur

Début	Fin	Emplacement du corps	
Durée		Devant	Derrière
		Gauche	Droite

Sévérité									
1	2	3	4	5	6	7	8	9	10

Début	Fin	Emplacement du corps	
Durée		Devant	Derrière
		Gauche	Droite

Sévérité									
1	2	3	4	5	6	7	8	9	10

Début	Fin	Emplacement du corps	
Durée		Devant	Derrière
		Gauche	Droite

Sévérité									
1	2	3	4	5	6	7	8	9	10

L'énergie
☆ ☆ ☆ ☆ ☆

Activité
☆ ☆ ☆ ☆ ☆

Sommeil
☆ ☆ ☆ ☆ ☆

Autres symptômes	Déclencheurs	Mesures d'aide

Commentaires

Livre de bord de la douleur

Data :-		Lun	Mar	Mer	Jeu	Ven	Sam	Dim

Zone de douleur

Début	Fin

Durée

Emplacement du corps	
Devant	Derrière
Gauche	Droite

Sévérité									
1	2	3	4	5	6	7	8	9	10

Début	Fin

Durée

Emplacement du corps	
Devant	Derrière
Gauche	Droite

Sévérité									
1	2	3	4	5	6	7	8	9	10

Début	Fin

Durée

Emplacement du corps	
Devant	Derrière
Gauche	Droite

Sévérité									
1	2	3	4	5	6	7	8	9	10

L'énergie
☆ ☆ ☆ ☆ ☆

Activité
☆ ☆ ☆ ☆ ☆

Sommeil
☆ ☆ ☆ ☆ ☆

Autres symptômes	Déclencheurs	Mesures d'aide

Commentaires

Livre de bord de la douleur

| Data :- | | Lun | Mar | Mer | Jeu | Ven | Sam | Dim |

Zone de douleur

Début	Fin

Durée

Emplacement du corps
Devant	Derrière
Gauche	Droite

Sévérité

| 1 | 2 | 3 | 4 | 5 | 6 | 7 | 8 | 9 | 10 |

Début	Fin

Durée

Emplacement du corps
Devant	Derrière
Gauche	Droite

Sévérité

| 1 | 2 | 3 | 4 | 5 | 6 | 7 | 8 | 9 | 10 |

Début	Fin

Durée

Emplacement du corps
Devant	Derrière
Gauche	Droite

Sévérité

| 1 | 2 | 3 | 4 | 5 | 6 | 7 | 8 | 9 | 10 |

L'énergie
☆ ☆ ☆ ☆ ☆

Activité
☆ ☆ ☆ ☆ ☆

Sommeil
☆ ☆ ☆ ☆ ☆

Autres symptômes	Déclencheurs	Mesures d'aide

Commentaires

Livre de bord de la douleur

Data :-		Lun	Mar	Mer	Jeu	Ven	Sam	Dim

Zone de douleur

Début	Fin		Emplacement du corps	
Durée			Devant	Derrière
			Gauche	Droite

Sévérité									
1	2	3	4	5	6	7	8	9	10

Début	Fin		Emplacement du corps	
Durée			Devant	Derrière
			Gauche	Droite

Sévérité									
1	2	3	4	5	6	7	8	9	10

Début	Fin		Emplacement du corps	
Durée			Devant	Derrière
			Gauche	Droite

Sévérité									
1	2	3	4	5	6	7	8	9	10

L'énergie
☆ ☆ ☆ ☆ ☆

Activité
☆ ☆ ☆ ☆ ☆

Sommeil
☆ ☆ ☆ ☆ ☆

Autres symptômes	Déclencheurs	Mesures d'aide

Commentaires

Livre de bord de la douleur

Data :-		Lun	Mar	Mer	Jeu	Ven	Sam	Dim

Zone de douleur

Début	Fin

Durée

Emplacement du corps

Devant	Derrière
Gauche	Droite

Sévérité									
1	2	3	4	5	6	7	8	9	10

Début	Fin

Durée

Emplacement du corps

Devant	Derrière
Gauche	Droite

Sévérité									
1	2	3	4	5	6	7	8	9	10

L'énergie
☆ ☆ ☆ ☆ ☆

Activité
☆ ☆ ☆ ☆ ☆

Sommeil
☆ ☆ ☆ ☆ ☆

Début	Fin

Durée

Emplacement du corps

Devant	Derrière
Gauche	Droite

Sévérité									
1	2	3	4	5	6	7	8	9	10

Autres symptômes	Déclencheurs	Mesures d'aide

Commentaires

Livre de bord de la douleur

Data :-		Lun	Mar	Mer	Jeu	Ven	Sam	Dim

Zone de douleur

Début	Fin

Durée

Emplacement du corps		
	Devant	Derrière
	Gauche	Droite

Sévérité										
1	2	3	4	5	6	7	8	9	10	

Début	Fin

Durée

Emplacement du corps		
	Devant	Derrière
	Gauche	Droite

Sévérité										
1	2	3	4	5	6	7	8	9	10	

L'énergie
☆ ☆ ☆ ☆ ☆

Activité
☆ ☆ ☆ ☆ ☆

Sommeil
☆ ☆ ☆ ☆ ☆

Début	Fin

Durée

Emplacement du corps		
	Devant	Derrière
	Gauche	Droite

Sévérité										
1	2	3	4	5	6	7	8	9	10	

Autres symptômes	Déclencheurs	Mesures d'aide

Commentaires

Livre de bord de la douleur

Data :-		Lun	Mar	Mer	Jeu	Ven	Sam	Dim

Zone de douleur

Début	Fin

Durée

Emplacement du corps		
Devant		Derrière
Gauche		Droite

Sévérité										
1	2	3	4	5	6	7	8	9	10	

Début	Fin

Durée

Emplacement du corps		
Devant		Derrière
Gauche		Droite

Sévérité										
1	2	3	4	5	6	7	8	9	10	

Début	Fin

Durée

Emplacement du corps		
Devant		Derrière
Gauche		Droite

Sévérité										
1	2	3	4	5	6	7	8	9	10	

L'énergie
☆ ☆ ☆ ☆ ☆

Activité
☆ ☆ ☆ ☆ ☆

Sommeil
☆ ☆ ☆ ☆ ☆

Autres symptômes	Déclencheurs	Mesures d'aide

Commentaires

Livre de bord de la douleur

Data :-		Lun	Mar	Mer	Jeu	Ven	Sam	Dim

Zone de douleur

Entrée 1

Début	Fin

Durée

Emplacement du corps
Devant	Derrière
Gauche	Droite

Sévérité: 1 | 2 | 3 | 4 | 5 | 6 | 7 | 8 | 9 | 10

Entrée 2

Début	Fin

Durée

Emplacement du corps
Devant	Derrière
Gauche	Droite

Sévérité: 1 | 2 | 3 | 4 | 5 | 6 | 7 | 8 | 9 | 10

Entrée 3

Début	Fin

Durée

Emplacement du corps
Devant	Derrière
Gauche	Droite

Sévérité: 1 | 2 | 3 | 4 | 5 | 6 | 7 | 8 | 9 | 10

L'énergie
☆ ☆ ☆ ☆ ☆

Activité
☆ ☆ ☆ ☆ ☆

Sommeil
☆ ☆ ☆ ☆ ☆

Autres symptômes	Déclencheurs	Mesures d'aide

Commentaires

Livre de bord de la douleur

Data :-		Lun	Mar	Mer	Jeu	Ven	Sam	Dim

Zone de douleur

Début	Fin

Durée

Emplacement du corps

Devant	Derrière
Gauche	Droite

Sévérité									
1	2	3	4	5	6	7	8	9	10

Début	Fin

Durée

Emplacement du corps

Devant	Derrière
Gauche	Droite

Sévérité									
1	2	3	4	5	6	7	8	9	10

Début	Fin

Durée

Emplacement du corps

Devant	Derrière
Gauche	Droite

Sévérité									
1	2	3	4	5	6	7	8	9	10

L'énergie
☆ ☆ ☆ ☆ ☆

Activité
☆ ☆ ☆ ☆ ☆

Sommeil
☆ ☆ ☆ ☆ ☆

Autres symptômes	Déclencheurs	Mesures d'aide

Commentaires

Livre de bord de la douleur

Data :-		Lun	Mar	Mer	Jeu	Ven	Sam	Dim

Zone de douleur

Entrée 1

Début	Fin

Durée

Emplacement du corps	
Devant	Derrière
Gauche	Droite

Sévérité									
1	2	3	4	5	6	7	8	9	10

Entrée 2

Début	Fin

Durée

Emplacement du corps	
Devant	Derrière
Gauche	Droite

Sévérité									
1	2	3	4	5	6	7	8	9	10

Entrée 3

Début	Fin

Durée

Emplacement du corps	
Devant	Derrière
Gauche	Droite

Sévérité									
1	2	3	4	5	6	7	8	9	10

L'énergie
☆ ☆ ☆ ☆ ☆

Activité
☆ ☆ ☆ ☆ ☆

Sommeil
☆ ☆ ☆ ☆ ☆

Autres symptômes	Déclencheurs	Mesures d'aide

Commentaires

Livre de bord de la douleur

Data :-		Lun	Mar	Mer	Jeu	Ven	Sam	Dim

Zone de douleur

Début	Fin

Durée

Emplacement du corps	
Devant	Derrière
Gauche	Droite

Sévérité									
1	2	3	4	5	6	7	8	9	10

Début	Fin

Durée

Emplacement du corps	
Devant	Derrière
Gauche	Droite

Sévérité									
1	2	3	4	5	6	7	8	9	10

Début	Fin

Durée

Emplacement du corps	
Devant	Derrière
Gauche	Droite

Sévérité									
1	2	3	4	5	6	7	8	9	10

L'énergie
☆ ☆ ☆ ☆ ☆

Activité
☆ ☆ ☆ ☆ ☆

Sommeil
☆ ☆ ☆ ☆ ☆

Autres symptômes	Déclencheurs	Mesures d'aide

Commentaires

Livre de bord de la douleur

Data :-		Lun	Mar	Mer	Jeu	Ven	Sam	Dim

Zone de douleur

Début	Fin
Durée	

Emplacement du corps	
Devant	Derrière
Gauche	Droite

Sévérité									
1	2	3	4	5	6	7	8	9	10

Début	Fin
Durée	

Emplacement du corps	
Devant	Derrière
Gauche	Droite

Sévérité									
1	2	3	4	5	6	7	8	9	10

Début	Fin
Durée	

Emplacement du corps	
Devant	Derrière
Gauche	Droite

Sévérité									
1	2	3	4	5	6	7	8	9	10

L'énergie
☆ ☆ ☆ ☆

Activité
☆ ☆ ☆ ☆

Sommeil
☆ ☆ ☆ ☆

Autres symptômes	Déclencheurs	Mesures d'aide

Commentaires

Livre de bord de la douleur

Data :-		Lun	Mar	Mer	Jeu	Ven	Sam	Dim

Zone de douleur

Début	Fin

Durée

Emplacement du corps

Devant	Derrière
Gauche	Droite

Sévérité									
1	2	3	4	5	6	7	8	9	10

Début	Fin

Durée

Emplacement du corps

Devant	Derrière
Gauche	Droite

Sévérité									
1	2	3	4	5	6	7	8	9	10

Début	Fin

Durée

Emplacement du corps

Devant	Derrière
Gauche	Droite

Sévérité									
1	2	3	4	5	6	7	8	9	10

L'énergie
☆ ☆ ☆ ☆ ☆

Activité
☆ ☆ ☆ ☆ ☆

Sommeil
☆ ☆ ☆ ☆ ☆

Autres symptômes	Déclencheurs	Mesures d'aide

Commentaires

Livre de bord de la douleur

Data :-		Lun	Mar	Mer	Jeu	Ven	Sam	Dim

Zone de douleur

Début	Fin		Emplacement du corps	
Durée			Devant	Derrière
			Gauche	Droite

Sévérité									
1	2	3	4	5	6	7	8	9	10

Début	Fin		Emplacement du corps	
Durée			Devant	Derrière
			Gauche	Droite

Sévérité									
1	2	3	4	5	6	7	8	9	10

Début	Fin		Emplacement du corps	
Durée			Devant	Derrière
			Gauche	Droite

Sévérité									
1	2	3	4	5	6	7	8	9	10

L'énergie
☆ ☆ ☆ ☆ ☆

Activité
☆ ☆ ☆ ☆ ☆

Sommeil
☆ ☆ ☆ ☆ ☆

Autres symptômes	Déclencheurs	Mesures d'aide

Commentaires

Livre de bord de la douleur

Data :-		Lun	Mar	Mer	Jeu	Ven	Sam	Dim

Zone de douleur

Début	Fin		Emplacement du corps	
Durée			Devant	Derrière
			Gauche	Droite

Sévérité									
1	2	3	4	5	6	7	8	9	10

Début	Fin		Emplacement du corps	
Durée			Devant	Derrière
			Gauche	Droite

Sévérité									
1	2	3	4	5	6	7	8	9	10

Début	Fin		Emplacement du corps	
Durée			Devant	Derrière
			Gauche	Droite

Sévérité									
1	2	3	4	5	6	7	8	9	10

L'énergie
☆ ☆ ☆ ☆ ☆

Activité
☆ ☆ ☆ ☆ ☆

Sommeil
☆ ☆ ☆ ☆ ☆

Autres symptômes	Déclencheurs	Mesures d'aide

Commentaires

Livre de bord de la douleur

Data :-		Lun	Mar	Mer	Jeu	Ven	Sam	Dim

Zone de douleur

Entrée 1

Début	Fin

Durée

Emplacement du corps

Devant	Derrière
Gauche	Droite

Sévérité

1	2	3	4	5	6	7	8	9	10

Entrée 2

Début	Fin

Durée

Emplacement du corps

Devant	Derrière
Gauche	Droite

Sévérité

1	2	3	4	5	6	7	8	9	10

Entrée 3

Début	Fin

Durée

Emplacement du corps

Devant	Derrière
Gauche	Droite

Sévérité

1	2	3	4	5	6	7	8	9	10

L'énergie
☆ ☆ ☆ ☆ ☆

Activité
☆ ☆ ☆ ☆ ☆

Sommeil
☆ ☆ ☆ ☆ ☆

Autres symptômes	Déclencheurs	Mesures d'aide

Commentaires

Livre de bord de la douleur

Data :-		Lun	Mar	Mer	Jeu	Ven	Sam	Dim

Zone de douleur

Début	Fin

Durée

Emplacement du corps

Devant	Derrière
Gauche	Droite

Sévérité									
1	2	3	4	5	6	7	8	9	10

Début	Fin

Durée

Emplacement du corps

Devant	Derrière
Gauche	Droite

Sévérité									
1	2	3	4	5	6	7	8	9	10

Début	Fin

Durée

Emplacement du corps

Devant	Derrière
Gauche	Droite

Sévérité									
1	2	3	4	5	6	7	8	9	10

L'énergie
☆ ☆ ☆ ☆ ☆

Activité
☆ ☆ ☆ ☆ ☆

Sommeil
☆ ☆ ☆ ☆ ☆

Autres symptômes	Déclencheurs	Mesures d'aide

Commentaires

Livre de bord de la douleur

| Data :- | | Lun | Mar | Mer | Jeu | Ven | Sam | Dim |

Zone de douleur

Début / Fin
Début	Fin

Durée

Emplacement du corps
Emplacement du corps	
Devant	Derrière
Gauche	Droite

Sévérité
| 1 | 2 | 3 | 4 | 5 | 6 | 7 | 8 | 9 | 10 |

Début / Fin
Début	Fin

Durée

Emplacement du corps
Emplacement du corps	
Devant	Derrière
Gauche	Droite

Sévérité
| 1 | 2 | 3 | 4 | 5 | 6 | 7 | 8 | 9 | 10 |

Début / Fin
Début	Fin

Durée

Emplacement du corps
Emplacement du corps	
Devant	Derrière
Gauche	Droite

Sévérité
| 1 | 2 | 3 | 4 | 5 | 6 | 7 | 8 | 9 | 10 |

L'énergie
☆ ☆ ☆ ☆

Activité
☆ ☆ ☆ ☆

Sommeil
☆ ☆ ☆ ☆

Autres symptômes	Déclencheurs	Mesures d'aide

Commentaires

Livre de bord de la douleur

Data :-		Lun	Mar	Mer	Jeu	Ven	Sam	Dim

Zone de douleur

Début	Fin

Durée

Emplacement du corps

Devant	Derrière
Gauche	Droite

Sévérité									
1	2	3	4	5	6	7	8	9	10

Début	Fin

Durée

Emplacement du corps

Devant	Derrière
Gauche	Droite

Sévérité									
1	2	3	4	5	6	7	8	9	10

Début	Fin

Durée

Emplacement du corps

Devant	Derrière
Gauche	Droite

Sévérité									
1	2	3	4	5	6	7	8	9	10

L'énergie
☆ ☆ ☆ ☆ ☆

Activité
☆ ☆ ☆ ☆ ☆

Sommeil
☆ ☆ ☆ ☆ ☆

Autres symptômes	Déclencheurs	Mesures d'aide

Commentaires

Livre de bord de la douleur

Data :-		Lun	Mar	Mer	Jeu	Ven	Sam	Dim

Zone de douleur

Début	Fin

Durée

Emplacement du corps

Devant	Derrière
Gauche	Droite

Sévérité									
1	2	3	4	5	6	7	8	9	10

Début	Fin

Durée

Emplacement du corps

Devant	Derrière
Gauche	Droite

Sévérité									
1	2	3	4	5	6	7	8	9	10

Début	Fin

Durée

Emplacement du corps

Devant	Derrière
Gauche	Droite

Sévérité									
1	2	3	4	5	6	7	8	9	10

L'énergie
☆ ☆ ☆ ☆ ☆

Activité
☆ ☆ ☆ ☆ ☆

Sommeil
☆ ☆ ☆ ☆ ☆

Autres symptômes	Déclencheurs	Mesures d'aide

Commentaires

Livre de bord de la douleur

Data :-		Lun	Mar	Mer	Jeu	Ven	Sam	Dim

Zone de douleur

Début	Fin		Emplacement du corps	
Durée			Devant	Derrière
			Gauche	Droite

Sévérité									
1	2	3	4	5	6	7	8	9	10

Début	Fin		Emplacement du corps	
Durée			Devant	Derrière
			Gauche	Droite

Sévérité									
1	2	3	4	5	6	7	8	9	10

Début	Fin		Emplacement du corps	
Durée			Devant	Derrière
			Gauche	Droite

Sévérité									
1	2	3	4	5	6	7	8	9	10

L'énergie
☆ ☆ ☆ ☆ ☆

Activité
☆ ☆ ☆ ☆ ☆

Sommeil
☆ ☆ ☆ ☆ ☆

Autres symptômes	Déclencheurs	Mesures d'aide

Commentaires

Livre de bord de la douleur

Data :-		Lun	Mar	Mer	Jeu	Ven	Sam	Dim

Zone de douleur

Début / Fin
Durée
Emplacement du corps
- Devant / Derrière
- Gauche / Droite

Sévérité
1 2 3 4 5 6 7 8 9 10

Début / Fin
Durée
Emplacement du corps
- Devant / Derrière
- Gauche / Droite

Sévérité
1 2 3 4 5 6 7 8 9 10

Début / Fin
Durée
Emplacement du corps
- Devant / Derrière
- Gauche / Droite

Sévérité
1 2 3 4 5 6 7 8 9 10

L'énergie
☆ ☆ ☆ ☆ ☆

Activité
☆ ☆ ☆ ☆ ☆

Sommeil
☆ ☆ ☆ ☆ ☆

Autres symptômes	Déclencheurs	Mesures d'aide

Commentaires

Livre de bord de la douleur

Data :-	Lun	Mar	Mer	Jeu	Ven	Sam	Dim

Zone de douleur

Début	Fin

Durée

Emplacement du corps	
Devant	Derrière
Gauche	Droite

Sévérité									
1	2	3	4	5	6	7	8	9	10

Début	Fin

Durée

Emplacement du corps	
Devant	Derrière
Gauche	Droite

Sévérité									
1	2	3	4	5	6	7	8	9	10

Début	Fin

Durée

Emplacement du corps	
Devant	Derrière
Gauche	Droite

L'énergie
☆ ☆ ☆ ☆ ☆

Activité
☆ ☆ ☆ ☆ ☆

Sommeil
☆ ☆ ☆ ☆ ☆

Sévérité									
1	2	3	4	5	6	7	8	9	10

Autres symptômes	Déclencheurs	Mesures d'aide

Commentaires

Livre de bord de la douleur

Data :-		Lun	Mar	Mer	Jeu	Ven	Sam	Dim

Zone de douleur

Épisode 1

Début	Fin

Durée

Emplacement du corps	
Devant	Derrière
Gauche	Droite

Sévérité									
1	2	3	4	5	6	7	8	9	10

Épisode 2

Début	Fin

Durée

Emplacement du corps	
Devant	Derrière
Gauche	Droite

Sévérité									
1	2	3	4	5	6	7	8	9	10

Épisode 3

Début	Fin

Durée

Emplacement du corps	
Devant	Derrière
Gauche	Droite

Sévérité									
1	2	3	4	5	6	7	8	9	10

L'énergie
☆ ☆ ☆ ☆

Activité
☆ ☆ ☆ ☆

Sommeil
☆ ☆ ☆ ☆ ☆

Autres symptômes	Déclencheurs	Mesures d'aide

Commentaires

Livre de bord de la douleur

Data :-		Lun	Mar	Mer	Jeu	Ven	Sam	Dim

Zone de douleur

Début	Fin

Durée

Emplacement du corps

Devant	Derrière
Gauche	Droite

Sévérité									
1	2	3	4	5	6	7	8	9	10

Début	Fin

Durée

Emplacement du corps

Devant	Derrière
Gauche	Droite

Sévérité									
1	2	3	4	5	6	7	8	9	10

Début	Fin

Durée

Emplacement du corps

Devant	Derrière
Gauche	Droite

Sévérité									
1	2	3	4	5	6	7	8	9	10

L'énergie
☆ ☆ ☆ ☆ ☆

Activité
☆ ☆ ☆ ☆ ☆

Sommeil
☆ ☆ ☆ ☆ ☆

Autres symptômes	Déclencheurs	Mesures d'aide

Commentaires

Livre de bord de la douleur

Data :-		Lun	Mar	Mer	Jeu	Ven	Sam	Dim

Zone de douleur

Début	Fin

Durée

Emplacement du corps

Devant	Derrière
Gauche	Droite

Sévérité									
1	2	3	4	5	6	7	8	9	10

Début	Fin

Durée

Emplacement du corps

Devant	Derrière
Gauche	Droite

Sévérité									
1	2	3	4	5	6	7	8	9	10

Début	Fin

Durée

Emplacement du corps

Devant	Derrière
Gauche	Droite

Sévérité									
1	2	3	4	5	6	7	8	9	10

L'énergie
☆ ☆ ☆ ☆ ☆

Activité
☆ ☆ ☆ ☆ ☆

Sommeil
☆ ☆ ☆ ☆ ☆

Autres symptômes	Déclencheurs	Mesures d'aide

Commentaires

Livre de bord de la douleur

Data :-		Lun	Mar	Mer	Jeu	Ven	Sam	Dim

Zone de douleur

Début	Fin

Durée

Emplacement du corps	
Devant	Derrière
Gauche	Droite

Sévérité									
1	2	3	4	5	6	7	8	9	10

Début	Fin

Durée

Emplacement du corps	
Devant	Derrière
Gauche	Droite

Sévérité									
1	2	3	4	5	6	7	8	9	10

Début	Fin

Durée

Emplacement du corps	
Devant	Derrière
Gauche	Droite

Sévérité									
1	2	3	4	5	6	7	8	9	10

L'énergie
☆ ☆ ☆ ☆ ☆

Activité
☆ ☆ ☆ ☆ ☆

Sommeil
☆ ☆ ☆ ☆ ☆

Autres symptômes	Déclencheurs	Mesures d'aide

Commentaires

Livre de bord de la douleur

Data :-		Lun	Mar	Mer	Jeu	Ven	Sam	Dim

Zone de douleur

Début	Fin

Durée

Emplacement du corps	
Devant	Derrière
Gauche	Droite

Sévérité									
1	2	3	4	5	6	7	8	9	10

Début	Fin

Durée

Emplacement du corps	
Devant	Derrière
Gauche	Droite

Sévérité									
1	2	3	4	5	6	7	8	9	10

Début	Fin

Durée

Emplacement du corps	
Devant	Derrière
Gauche	Droite

Sévérité									
1	2	3	4	5	6	7	8	9	10

L'énergie
☆ ☆ ☆ ☆ ☆

Activité
☆ ☆ ☆ ☆ ☆

Sommeil
☆ ☆ ☆ ☆ ☆

Autres symptômes	Déclencheurs	Mesures d'aide

Commentaires

Livre de bord de la douleur

Data :-		Lun	Mar	Mer	Jeu	Ven	Sam	Dim

Zone de douleur

Début	Fin

Durée

Emplacement du corps	
Devant	Derrière
Gauche	Droite

Sévérité									
1	2	3	4	5	6	7	8	9	10

Début	Fin

Durée

Emplacement du corps	
Devant	Derrière
Gauche	Droite

Sévérité									
1	2	3	4	5	6	7	8	9	10

Début	Fin

Durée

Emplacement du corps	
Devant	Derrière
Gauche	Droite

Sévérité									
1	2	3	4	5	6	7	8	9	10

L'énergie
☆ ☆ ☆ ☆ ☆

Activité
☆ ☆ ☆ ☆ ☆

Sommeil
☆ ☆ ☆ ☆ ☆

Autres symptômes	Déclencheurs	Mesures d'aide

Commentaires

Livre de bord de la douleur

Data :-		Lun	Mar	Mer	Jeu	Ven	Sam	Dim

Zone de douleur

Début	Fin
Durée	

Emplacement du corps	
Devant	Derrière
Gauche	Droite

Sévérité
1	2	3	4	5	6	7	8	9	10

Début	Fin
Durée	

Emplacement du corps	
Devant	Derrière
Gauche	Droite

Sévérité
1	2	3	4	5	6	7	8	9	10

Début	Fin
Durée	

Emplacement du corps	
Devant	Derrière
Gauche	Droite

Sévérité
1	2	3	4	5	6	7	8	9	10

L'énergie
☆ ☆ ☆ ☆

Activité
☆ ☆ ☆ ☆

Sommeil
☆ ☆ ☆ ☆

Autres symptômes	Déclencheurs	Mesures d'aide

Commentaires

Livre de bord de la douleur

Data :-		Lun	Mar	Mer	Jeu	Ven	Sam	Dim

Zone de douleur

Début	Fin		Emplacement du corps	
Durée			Devant	Derrière
			Gauche	Droite

Sévérité									
1	2	3	4	5	6	7	8	9	10

Début	Fin		Emplacement du corps	
Durée			Devant	Derrière
			Gauche	Droite

Sévérité									
1	2	3	4	5	6	7	8	9	10

Début	Fin		Emplacement du corps	
Durée			Devant	Derrière
			Gauche	Droite

Sévérité									
1	2	3	4	5	6	7	8	9	10

L'énergie
☆ ☆ ☆ ☆ ☆

Activité
☆ ☆ ☆ ☆ ☆

Sommeil
☆ ☆ ☆ ☆ ☆

Autres symptômes	Déclencheurs	Mesures d'aide

Commentaires

Livre de bord de la douleur

Data :-		Lun	Mar	Mer	Jeu	Ven	Sam	Dim

Zone de douleur

Début	Fin

Durée

Emplacement du corps

Devant	Derrière
Gauche	Droite

Sévérité

1	2	3	4	5	6	7	8	9	10

Début	Fin

Durée

Emplacement du corps

Devant	Derrière
Gauche	Droite

Sévérité

1	2	3	4	5	6	7	8	9	10

Début	Fin

Durée

Emplacement du corps

Devant	Derrière
Gauche	Droite

Sévérité

1	2	3	4	5	6	7	8	9	10

L'énergie
☆ ☆ ☆ ☆ ☆

Activité
☆ ☆ ☆ ☆ ☆

Sommeil
☆ ☆ ☆ ☆ ☆

Autres symptômes	Déclencheurs	Mesures d'aide

Commentaires

Livre de bord de la douleur

Data :-		Lun	Mar	Mer	Jeu	Ven	Sam	Dim

Zone de douleur

Début	Fin

Durée

Emplacement du corps

Devant	Derrière
Gauche	Droite

Sévérité									
1	2	3	4	5	6	7	8	9	10

Début	Fin

Durée

Emplacement du corps

Devant	Derrière
Gauche	Droite

Sévérité									
1	2	3	4	5	6	7	8	9	10

Début	Fin

Durée

Emplacement du corps

Devant	Derrière
Gauche	Droite

Sévérité									
1	2	3	4	5	6	7	8	9	10

L'énergie
☆ ☆ ☆ ☆ ☆

Activité
☆ ☆ ☆ ☆ ☆

Sommeil
☆ ☆ ☆ ☆ ☆

Autres symptômes	Déclencheurs	Mesures d'aide

Commentaires

Livre de bord de la douleur

Data :-		Lun	Mar	Mer	Jeu	Ven	Sam	Dim

Zone de douleur

Début	Fin		Emplacement du corps	
Durée			Devant	Derrière
			Gauche	Droite

Sévérité									
1	2	3	4	5	6	7	8	9	10

Début	Fin		Emplacement du corps	
Durée			Devant	Derrière
			Gauche	Droite

Sévérité									
1	2	3	4	5	6	7	8	9	10

Début	Fin		Emplacement du corps	
Durée			Devant	Derrière
			Gauche	Droite

Sévérité									
1	2	3	4	5	6	7	8	9	10

L'énergie
☆ ☆ ☆ ☆ ☆

Activité
☆ ☆ ☆ ☆ ☆

Sommeil
☆ ☆ ☆ ☆ ☆

Autres symptômes	Déclencheurs	Mesures d'aide

Commentaires

Livre de bord de la douleur

Data :-	Lun	Mar	Mer	Jeu	Ven	Sam	Dim

Zone de douleur

Début	Fin

Durée

| Emplacement du corps |
| |

Devant	Derrière
Gauche	Droite

Sévérité									
1	2	3	4	5	6	7	8	9	10

Début	Fin

Durée

| Emplacement du corps |
| |

Devant	Derrière
Gauche	Droite

Sévérité									
1	2	3	4	5	6	7	8	9	10

Début	Fin

Durée

| Emplacement du corps |
| |

Devant	Derrière
Gauche	Droite

Sévérité									
1	2	3	4	5	6	7	8	9	10

L'énergie
☆ ☆ ☆ ☆ ☆

Activité
☆ ☆ ☆ ☆ ☆

Sommeil
☆ ☆ ☆ ☆ ☆

Autres symptômes	Déclencheurs	Mesures d'aide

Commentaires

Livre de bord de la douleur

Data :-		Lun	Mar	Mer	Jeu	Ven	Sam	Dim

Zone de douleur

Entrée 1

Début	Fin
Durée	

Emplacement du corps	
Devant	Derrière
Gauche	Droite

Sévérité										
1	2	3	4	5	6	7	8	9	10	

Entrée 2

Début	Fin
Durée	

Emplacement du corps	
Devant	Derrière
Gauche	Droite

Sévérité										
1	2	3	4	5	6	7	8	9	10	

Entrée 3

Début	Fin
Durée	

Emplacement du corps	
Devant	Derrière
Gauche	Droite

Sévérité										
1	2	3	4	5	6	7	8	9	10	

L'énergie
☆ ☆ ☆ ☆

Activité
☆ ☆ ☆ ☆

Sommeil
☆ ☆ ☆ ☆ ☆

Autres symptômes	Déclencheurs	Mesures d'aide

Commentaires

Livre de bord de la douleur

Data :-		Lun	Mar	Mer	Jeu	Ven	Sam	Dim

Zone de douleur

Début	Fin

Durée

Emplacement du corps	
Devant	Derrière
Gauche	Droite

Sévérité									
1	2	3	4	5	6	7	8	9	10

Début	Fin

Durée

Emplacement du corps	
Devant	Derrière
Gauche	Droite

Sévérité									
1	2	3	4	5	6	7	8	9	10

Début	Fin

Durée

Emplacement du corps	
Devant	Derrière
Gauche	Droite

Sévérité									
1	2	3	4	5	6	7	8	9	10

L'énergie
☆ ☆ ☆ ☆ ☆

Activité
☆ ☆ ☆ ☆ ☆

Sommeil
☆ ☆ ☆ ☆ ☆

Autres symptômes	Déclencheurs	Mesures d'aide

Commentaires

Livre de bord de la douleur

Data :-		Lun	Mar	Mer	Jeu	Ven	Sam	Dim

Zone de douleur

Début	Fin		Emplacement du corps	
Durée			Devant	Derrière
			Gauche	Droite

Sévérité									
1	2	3	4	5	6	7	8	9	10

Début	Fin		Emplacement du corps	
Durée			Devant	Derrière
			Gauche	Droite

Sévérité									
1	2	3	4	5	6	7	8	9	10

Début	Fin		Emplacement du corps	
Durée			Devant	Derrière
			Gauche	Droite

Sévérité									
1	2	3	4	5	6	7	8	9	10

L'énergie
☆ ☆ ☆ ☆ ☆

Activité
☆ ☆ ☆ ☆ ☆

Sommeil
☆ ☆ ☆ ☆ ☆

Autres symptômes	Déclencheurs	Mesures d'aide

Commentaires

Livre de bord de la douleur

Data :-		Lun	Mar	Mer	Jeu	Ven	Sam	Dim

Zone de douleur

Début	Fin		Emplacement du corps	
Durée			Devant	Derrière
			Gauche	Droite

Sévérité									
1	2	3	4	5	6	7	8	9	10

Début	Fin		Emplacement du corps	
Durée			Devant	Derrière
			Gauche	Droite

Sévérité									
1	2	3	4	5	6	7	8	9	10

Début	Fin		Emplacement du corps	
Durée			Devant	Derrière
			Gauche	Droite

Sévérité									
1	2	3	4	5	6	7	8	9	10

L'énergie
☆ ☆ ☆ ☆ ☆

Activité
☆ ☆ ☆ ☆ ☆

Sommeil
☆ ☆ ☆ ☆ ☆

Autres symptômes	Déclencheurs	Mesures d'aide

Commentaires

Livre de bord de la douleur

Data :-		Lun	Mar	Mer	Jeu	Ven	Sam	Dim

Zone de douleur

Début	Fin

Durée

Emplacement du corps

Devant	Derrière
Gauche	Droite

Sévérité									
1	2	3	4	5	6	7	8	9	10

Début	Fin

Durée

Emplacement du corps

Devant	Derrière
Gauche	Droite

Sévérité									
1	2	3	4	5	6	7	8	9	10

Début	Fin

Durée

Emplacement du corps

Devant	Derrière
Gauche	Droite

Sévérité									
1	2	3	4	5	6	7	8	9	10

L'énergie
☆ ☆ ☆ ☆ ☆

Activité
☆ ☆ ☆ ☆ ☆

Sommeil
☆ ☆ ☆ ☆ ☆

Autres symptômes	Déclencheurs	Mesures d'aide

Commentaires

Livre de bord de la douleur

Data :-		Lun	Mar	Mer	Jeu	Ven	Sam	Dim

Zone de douleur

Début	Fin

Durée

Emplacement du corps	
Devant	Derrière
Gauche	Droite

Sévérité									
1	2	3	4	5	6	7	8	9	10

Début	Fin

Durée

Emplacement du corps	
Devant	Derrière
Gauche	Droite

Sévérité									
1	2	3	4	5	6	7	8	9	10

Début	Fin

Durée

Emplacement du corps	
Devant	Derrière
Gauche	Droite

Sévérité									
1	2	3	4	5	6	7	8	9	10

L'énergie
☆ ☆ ☆ ☆ ☆

Activité
☆ ☆ ☆ ☆ ☆

Sommeil
☆ ☆ ☆ ☆ ☆

Autres symptômes	Déclencheurs	Mesures d'aide

Commentaires

Livre de bord de la douleur

Data :-	Lun	Mar	Mer	Jeu	Ven	Sam	Dim

Zone de douleur

Début	Fin
Durée	

Emplacement du corps	
Devant	Derrière
Gauche	Droite

Sévérité
1	2	3	4	5	6	7	8	9	10

Début	Fin
Durée	

Emplacement du corps	
Devant	Derrière
Gauche	Droite

Sévérité
1	2	3	4	5	6	7	8	9	10

Début	Fin
Durée	

Emplacement du corps	
Devant	Derrière
Gauche	Droite

Sévérité
1	2	3	4	5	6	7	8	9	10

L'énergie
☆ ☆ ☆ ☆

Activité
☆ ☆ ☆ ☆

Sommeil
☆ ☆ ☆ ☆

Autres symptômes	Déclencheurs	Mesures d'aide

Commentaires

Livre de bord de la douleur

Data :-		Lun	Mar	Mer	Jeu	Ven	Sam	Dim

Zone de douleur

Début	Fin

Durée

Emplacement du corps

Devant	Derrière
Gauche	Droite

Sévérité									
1	2	3	4	5	6	7	8	9	10

Début	Fin

Durée

Emplacement du corps

Devant	Derrière
Gauche	Droite

Sévérité									
1	2	3	4	5	6	7	8	9	10

Début	Fin

Durée

Emplacement du corps

Devant	Derrière
Gauche	Droite

Sévérité									
1	2	3	4	5	6	7	8	9	10

L'énergie
☆ ☆ ☆ ☆ ☆

Activité
☆ ☆ ☆ ☆ ☆

Sommeil
☆ ☆ ☆ ☆ ☆

Autres symptômes	Déclencheurs	Mesures d'aide

Commentaires

Livre de bord de la douleur

Data :-		Lun	Mar	Mer	Jeu	Ven	Sam	Dim

Zone de douleur

Entrée 1

Début	Fin

Durée

Emplacement du corps	
Devant	Derrière
Gauche	Droite

Sévérité									
1	2	3	4	5	6	7	8	9	10

Entrée 2

Début	Fin

Durée

Emplacement du corps	
Devant	Derrière
Gauche	Droite

Sévérité									
1	2	3	4	5	6	7	8	9	10

Entrée 3

Début	Fin

Durée

Emplacement du corps	
Devant	Derrière
Gauche	Droite

Sévérité									
1	2	3	4	5	6	7	8	9	10

L'énergie
☆ ☆ ☆ ☆ ☆

Activité
☆ ☆ ☆ ☆ ☆

Sommeil
☆ ☆ ☆ ☆ ☆

Autres symptômes	Déclencheurs	Mesures d'aide

Commentaires

Livre de bord de la douleur

Data :-		Lun	Mar	Mer	Jeu	Ven	Sam	Dim

Zone de douleur

Début	Fin	Emplacement du corps	
Durée		Devant	Derrière
		Gauche	Droite

Sévérité									
1	2	3	4	5	6	7	8	9	10

Début	Fin	Emplacement du corps	
Durée		Devant	Derrière
		Gauche	Droite

Sévérité									
1	2	3	4	5	6	7	8	9	10

Début	Fin	Emplacement du corps	
Durée		Devant	Derrière
		Gauche	Droite

Sévérité									
1	2	3	4	5	6	7	8	9	10

L'énergie
☆ ☆ ☆ ☆ ☆

Activité
☆ ☆ ☆ ☆ ☆

Sommeil
☆ ☆ ☆ ☆ ☆

Autres symptômes	Déclencheurs	Mesures d'aide

Commentaires

Livre de bord de la douleur

Data :-		Lun	Mar	Mer	Jeu	Ven	Sam	Dim

Zone de douleur

Début	Fin

Durée

Emplacement du corps
Devant	Derrière
Gauche	Droite

Sévérité									
1	2	3	4	5	6	7	8	9	10

Début	Fin

Durée

Emplacement du corps
Devant	Derrière
Gauche	Droite

Sévérité									
1	2	3	4	5	6	7	8	9	10

Début	Fin

Durée

Emplacement du corps
Devant	Derrière
Gauche	Droite

Sévérité									
1	2	3	4	5	6	7	8	9	10

L'énergie
☆ ☆ ☆ ☆ ☆

Activité
☆ ☆ ☆ ☆ ☆

Sommeil
☆ ☆ ☆ ☆ ☆

Autres symptômes	Déclencheurs	Mesures d'aide

Commentaires

Livre de bord de la douleur

Data :-		Lun	Mar	Mer	Jeu	Ven	Sam	Dim

Zone de douleur

Début	Fin		Emplacement du corps	
Durée			Devant	Derrière
			Gauche	Droite

Sévérité									
1	2	3	4	5	6	7	8	9	10

Début	Fin		Emplacement du corps	
Durée			Devant	Derrière
			Gauche	Droite

Sévérité									
1	2	3	4	5	6	7	8	9	10

Début	Fin		Emplacement du corps	
Durée			Devant	Derrière
			Gauche	Droite

Sévérité									
1	2	3	4	5	6	7	8	9	10

L'énergie
☆ ☆ ☆ ☆ ☆

Activité
☆ ☆ ☆ ☆ ☆

Sommeil
☆ ☆ ☆ ☆ ☆

Autres symptômes	Déclencheurs	Mesures d'aide

Commentaires

Livre de bord de la douleur

Data :-		Lun	Mar	Mer	Jeu	Ven	Sam	Dim

Zone de douleur

Épisode 1

Début	Fin
Durée	

Emplacement du corps	
Devant	Derrière
Gauche	Droite

Sévérité									
1	2	3	4	5	6	7	8	9	10

Épisode 2

Début	Fin
Durée	

Emplacement du corps	
Devant	Derrière
Gauche	Droite

Sévérité									
1	2	3	4	5	6	7	8	9	10

Épisode 3

Début	Fin
Durée	

Emplacement du corps	
Devant	Derrière
Gauche	Droite

Sévérité									
1	2	3	4	5	6	7	8	9	10

L'énergie
☆ ☆ ☆ ☆

Activité
☆ ☆ ☆ ☆

Sommeil
☆ ☆ ☆ ☆ ☆

Autres symptômes	Déclencheurs	Mesures d'aide

Commentaires

Livre de bord de la douleur

Data :-	Lun	Mar	Mer	Jeu	Ven	Sam	Dim

Zone de douleur

Début	Fin

Durée

Emplacement du corps	
Devant	Derrière
Gauche	Droite

Sévérité									
1	2	3	4	5	6	7	8	9	10

Début	Fin

Durée

Emplacement du corps	
Devant	Derrière
Gauche	Droite

Sévérité									
1	2	3	4	5	6	7	8	9	10

Début	Fin

Durée

Emplacement du corps	
Devant	Derrière
Gauche	Droite

Sévérité									
1	2	3	4	5	6	7	8	9	10

L'énergie
☆ ☆ ☆ ☆ ☆

Activité
☆ ☆ ☆ ☆ ☆

Sommeil
☆ ☆ ☆ ☆ ☆

Autres symptômes	Déclencheurs	Mesures d'aide

Commentaires

Livre de bord de la douleur

Data :-		Lun	Mar	Mer	Jeu	Ven	Sam	Dim

Zone de douleur

Début	Fin

Durée

Emplacement du corps

Devant	Derrière
Gauche	Droite

Sévérité									
1	2	3	4	5	6	7	8	9	10

Début	Fin

Durée

Emplacement du corps

Devant	Derrière
Gauche	Droite

Sévérité									
1	2	3	4	5	6	7	8	9	10

Début	Fin

Durée

Emplacement du corps

Devant	Derrière
Gauche	Droite

Sévérité									
1	2	3	4	5	6	7	8	9	10

L'énergie
☆ ☆ ☆ ☆ ☆

Activité
☆ ☆ ☆ ☆ ☆

Sommeil
☆ ☆ ☆ ☆ ☆

Autres symptômes	Déclencheurs	Mesures d'aide

Commentaires

Livre de bord de la douleur

Data :-		Lun	Mar	Mer	Jeu	Ven	Sam	Dim

Zone de douleur

Début	Fin		Emplacement du corps	
Durée			Devant	Derrière
			Gauche	Droite

Sévérité									
1	2	3	4	5	6	7	8	9	10

Début	Fin		Emplacement du corps	
Durée			Devant	Derrière
			Gauche	Droite

Sévérité									
1	2	3	4	5	6	7	8	9	10

Début	Fin		Emplacement du corps	
Durée			Devant	Derrière
			Gauche	Droite

Sévérité									
1	2	3	4	5	6	7	8	9	10

L'énergie
☆ ☆ ☆ ☆ ☆

Activité
☆ ☆ ☆ ☆ ☆

Sommeil
☆ ☆ ☆ ☆ ☆

Autres symptômes	Déclencheurs	Mesures d'aide

Commentaires

Livre de bord de la douleur

Data :-		Lun	Mar	Mer	Jeu	Ven	Sam	Dim

Zone de douleur

L'énergie
☆ ☆ ☆ ☆ ☆

Activité
☆ ☆ ☆ ☆ ☆

Sommeil
☆ ☆ ☆ ☆ ☆

Début	Fin

Durée

Emplacement du corps
Devant	Derrière
Gauche	Droite

Sévérité									
1	2	3	4	5	6	7	8	9	10

Début	Fin

Durée

Emplacement du corps
Devant	Derrière
Gauche	Droite

Sévérité									
1	2	3	4	5	6	7	8	9	10

Début	Fin

Durée

Emplacement du corps
Devant	Derrière
Gauche	Droite

Sévérité									
1	2	3	4	5	6	7	8	9	10

Autres symptômes	Déclencheurs	Mesures d'aide

Commentaires

Livre de bord de la douleur

Data :-		Lun	Mar	Mer	Jeu	Ven	Sam	Dim

Zone de douleur

Début	Fin

Durée

Emplacement du corps	
Devant	Derrière
Gauche	Droite

Sévérité									
1	2	3	4	5	6	7	8	9	10

Début	Fin

Durée

Emplacement du corps	
Devant	Derrière
Gauche	Droite

Sévérité									
1	2	3	4	5	6	7	8	9	10

Début	Fin

Durée

Emplacement du corps	
Devant	Derrière
Gauche	Droite

Sévérité									
1	2	3	4	5	6	7	8	9	10

L'énergie
☆ ☆ ☆ ☆ ☆

Activité
☆ ☆ ☆ ☆ ☆

Sommeil
☆ ☆ ☆ ☆ ☆

Autres symptômes	Déclencheurs	Mesures d'aide

Commentaires

Livre de bord de la douleur

Data :-		Lun	Mar	Mer	Jeu	Ven	Sam	Dim

Zone de douleur

Début	Fin		Emplacement du corps	
Durée			Devant	Derrière
			Gauche	Droite

Sévérité									
1	2	3	4	5	6	7	8	9	10

Début	Fin		Emplacement du corps	
Durée			Devant	Derrière
			Gauche	Droite

Sévérité									
1	2	3	4	5	6	7	8	9	10

Début	Fin		Emplacement du corps	
Durée			Devant	Derrière
			Gauche	Droite

Sévérité									
1	2	3	4	5	6	7	8	9	10

L'énergie
☆ ☆ ☆ ☆

Activité
☆ ☆ ☆ ☆

Sommeil
☆ ☆ ☆ ☆

Autres symptômes	Déclencheurs	Mesures d'aide

Commentaires

Livre de bord de la douleur

Data :-		Lun	Mar	Mer	Jeu	Ven	Sam	Dim

Zone de douleur

Début	Fin

Durée

Emplacement du corps

Devant	Derrière
Gauche	Droite

Sévérité									
1	2	3	4	5	6	7	8	9	10

Début	Fin

Durée

Emplacement du corps

Devant	Derrière
Gauche	Droite

Sévérité									
1	2	3	4	5	6	7	8	9	10

Début	Fin

Durée

Emplacement du corps

Devant	Derrière
Gauche	Droite

Sévérité									
1	2	3	4	5	6	7	8	9	10

L'énergie
☆ ☆ ☆ ☆ ☆

Activité
☆ ☆ ☆ ☆ ☆

Sommeil
☆ ☆ ☆ ☆ ☆

Autres symptômes	Déclencheurs	Mesures d'aide

Commentaires

Livre de bord de la douleur

Data :-		Lun	Mar	Mer	Jeu	Ven	Sam	Dim

Zone de douleur

Début	Fin

Durée

Emplacement du corps	
Devant	Derrière
Gauche	Droite

Sévérité									
1	2	3	4	5	6	7	8	9	10

Début	Fin

Durée

Emplacement du corps	
Devant	Derrière
Gauche	Droite

Sévérité									
1	2	3	4	5	6	7	8	9	10

Début	Fin

Durée

Emplacement du corps	
Devant	Derrière
Gauche	Droite

Sévérité									
1	2	3	4	5	6	7	8	9	10

L'énergie
☆ ☆ ☆ ☆ ☆

Activité
☆ ☆ ☆ ☆ ☆

Sommeil
☆ ☆ ☆ ☆ ☆

Autres symptômes	Déclencheurs	Mesures d'aide

Commentaires

Livre de bord de la douleur

Data :-		Lun	Mar	Mer	Jeu	Ven	Sam	Dim

Zone de douleur

Début	Fin

Durée

Emplacement du corps		
	Devant	Derrière
	Gauche	Droite

Sévérité									
1	2	3	4	5	6	7	8	9	10

Début	Fin

Durée

Emplacement du corps		
	Devant	Derrière
	Gauche	Droite

Sévérité									
1	2	3	4	5	6	7	8	9	10

Début	Fin

Durée

Emplacement du corps		
	Devant	Derrière
	Gauche	Droite

Sévérité									
1	2	3	4	5	6	7	8	9	10

L'énergie
☆ ☆ ☆ ☆ ☆

Activité
☆ ☆ ☆ ☆ ☆

Sommeil
☆ ☆ ☆ ☆ ☆

Autres symptômes	Déclencheurs	Mesures d'aide

Commentaires

Livre de bord de la douleur

Data :-		Lun	Mar	Mer	Jeu	Ven	Sam	Dim

Zone de douleur

L'énergie
☆ ☆ ☆ ☆ ☆

Activité
☆ ☆ ☆ ☆ ☆

Sommeil
☆ ☆ ☆ ☆ ☆

Début	Fin

Durée

Emplacement du corps

Devant	Derrière
Gauche	Droite

Sévérité									
1	2	3	4	5	6	7	8	9	10

Début	Fin

Durée

Emplacement du corps

Devant	Derrière
Gauche	Droite

Sévérité									
1	2	3	4	5	6	7	8	9	10

Début	Fin

Durée

Emplacement du corps

Devant	Derrière
Gauche	Droite

Sévérité									
1	2	3	4	5	6	7	8	9	10

Autres symptômes	Déclencheurs	Mesures d'aide

Commentaires

Livre de bord de la douleur

Data :-	Lun	Mar	Mer	Jeu	Ven	Sam	Dim

Zone de douleur

Début	Fin

Durée

Emplacement du corps	
Devant	Derrière
Gauche	Droite

Sévérité									
1	2	3	4	5	6	7	8	9	10

Début	Fin

Durée

Emplacement du corps	
Devant	Derrière
Gauche	Droite

Sévérité									
1	2	3	4	5	6	7	8	9	10

Début	Fin

Durée

Emplacement du corps	
Devant	Derrière
Gauche	Droite

Sévérité									
1	2	3	4	5	6	7	8	9	10

L'énergie
☆ ☆ ☆ ☆ ☆

Activité
☆ ☆ ☆ ☆ ☆

Sommeil
☆ ☆ ☆ ☆ ☆

Autres symptômes	Déclencheurs	Mesures d'aide

Commentaires

Livre de bord de la douleur

| Data :- | | Lun | Mar | Mer | Jeu | Ven | Sam | Dim |

Zone de douleur

Début	Fin	Emplacement du corps	
Durée		Devant	Derrière
		Gauche	Droite

Sévérité
| 1 | 2 | 3 | 4 | 5 | 6 | 7 | 8 | 9 | 10 |

Début	Fin	Emplacement du corps	
Durée		Devant	Derrière
		Gauche	Droite

Sévérité
| 1 | 2 | 3 | 4 | 5 | 6 | 7 | 8 | 9 | 10 |

Début	Fin	Emplacement du corps	
Durée		Devant	Derrière
		Gauche	Droite

Sévérité
| 1 | 2 | 3 | 4 | 5 | 6 | 7 | 8 | 9 | 10 |

L'énergie
☆ ☆ ☆ ☆ ☆

Activité
☆ ☆ ☆ ☆ ☆

Sommeil
☆ ☆ ☆ ☆ ☆

Autres symptômes	Déclencheurs	Mesures d'aide

Commentaires

Livre de bord de la douleur

Data :-	Lun	Mar	Mer	Jeu	Ven	Sam	Dim

Zone de douleur

Début	Fin

Durée

Emplacement du corps

Devant	Derrière
Gauche	Droite

Sévérité									
1	2	3	4	5	6	7	8	9	10

Début	Fin

Durée

Emplacement du corps

Devant	Derrière
Gauche	Droite

Sévérité									
1	2	3	4	5	6	7	8	9	10

Début	Fin

Durée

Emplacement du corps

Devant	Derrière
Gauche	Droite

Sévérité									
1	2	3	4	5	6	7	8	9	10

L'énergie
☆ ☆ ☆ ☆ ☆

Activité
☆ ☆ ☆ ☆ ☆

Sommeil
☆ ☆ ☆ ☆ ☆

Autres symptômes	Déclencheurs	Mesures d'aide

Commentaires

Livre de bord de la douleur

Data :-		Lun	Mar	Mer	Jeu	Ven	Sam	Dim

Zone de douleur

Début	Fin

Durée

Emplacement du corps

Devant	Derrière
Gauche	Droite

Sévérité									
1	2	3	4	5	6	7	8	9	10

Début	Fin

Durée

Emplacement du corps

Devant	Derrière
Gauche	Droite

Sévérité									
1	2	3	4	5	6	7	8	9	10

Début	Fin

Durée

Emplacement du corps

Devant	Derrière
Gauche	Droite

Sévérité									
1	2	3	4	5	6	7	8	9	10

L'énergie
☆ ☆ ☆ ☆ ☆

Activité
☆ ☆ ☆ ☆ ☆

Sommeil
☆ ☆ ☆ ☆ ☆

Autres symptômes	Déclencheurs	Mesures d'aide

Commentaires

Livre de bord de la douleur

Data :-		Lun	Mar	Mer	Jeu	Ven	Sam	Dim

Zone de douleur

Début	Fin

Durée

Emplacement du corps

Devant	Derrière
Gauche	Droite

Sévérité

1	2	3	4	5	6	7	8	9	10

Début	Fin

Durée

Emplacement du corps

Devant	Derrière
Gauche	Droite

Sévérité

1	2	3	4	5	6	7	8	9	10

Début	Fin

Durée

Emplacement du corps

Devant	Derrière
Gauche	Droite

Sévérité

1	2	3	4	5	6	7	8	9	10

L'énergie
☆ ☆ ☆ ☆ ☆

Activité
☆ ☆ ☆ ☆ ☆

Sommeil
☆ ☆ ☆ ☆ ☆

Autres symptômes	Déclencheurs	Mesures d'aide

Commentaires

www.ingramcontent.com/pod-product-compliance
Lightning Source LLC
LaVergne TN
LVHW012119070526
838202LV00056B/5790